Erwin Deutsch   Hans-Dieter Lippert

Ethikkommission und klinische Prüfung

Springer-Verlag Berlin Heidelberg GmbH

Erwin Deutsch   Hans-Dieter Lippert

Ethikkommission und klinische Prüfung

Vom Prüfplan zum Prüfvertrag

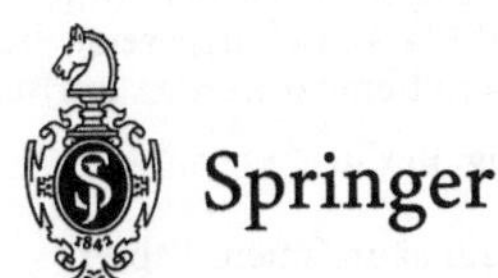 Springer

Professor Dr. jur., Dr. h. c. Erwin Deutsch
Höltystraße 8
D-37085 Göttingen

Dr. jur. Hans-Dieter Lippert
Von-Stadion-Straße 1
D-89134 Blaustein

Die Deutsche Bibliothek - CIP-Einheitsaufnahme
Ethikkommission und klinische Prüfung: vom Prüfplan zum Prüfvertrag /
Erwin Deutsch; Hans-Dieter Lippert. - Berlin; Heidelberg; New York; Barcelona;
Budapest; Hongkong; London; Mailand; Paris; Singapur; Tokio: Springer
  ISBN 978-3-540-64244-2   ISBN 978-3-642-72178-6 (eBook)
  DOI 10.1007/978-3-642-72178-6

 Buch. 1998   Diskette. 1998

Umschlaggestaltung: de'blik Konzept und Gestaltung, Berlin
Satz: I. Gundermann, Springer-Verlag, Heidelberg
SPIN: 10662325   19/3133 - 5 4 3 2 1 0 - Gedruckt auf säurefreiem Papier

Inhalt

I. Einführung und Formulare

1. Einführung

Klinische Prüfungen von Arzneimitteln (und Medizinprodukten) bilden den Großteil klinisch-medizinischer Forschung an den Universitäten. Mit derartigen Prüfungen darf seit 1994 nach dem Arzneimittelgesetz (und dem Medizinproduktegesetz) erst begonnen werden, wenn eine zustimmende Bewertung einer Ethikkommission vorliegt. Die Pflicht des Arztes, sich vor der Durchführung von Forschungsprojekten am Menschen von einer Ethikkommission beraten zu lassen, ist aber kein Novum. Denn bereits das ärztliche Standesrecht verpflichtete den Arzt seit 1988 zwingend dazu.

Die Ethikkommission wird nur tätig, wenn der Arzt es will, also wenn er einen entsprechenden Antrag stellt. In diesem Antrag hat der Arzt der Kommission diejenigen Fakten zu übermitteln, die eine berufsethische und berufsrechtliche Bewertung des Vorhabens ermöglichen. Welche Angaben dies im Einzelnen sind, ergibt sich für klinische Prüfungen von Arzneimitteln und Medizinprodukten seit 1994 eindeutig aus §§ 40 Abs. 1 AMG und 17 Abs. 1 MPG.

Vorschriften über das Verfahren vor der Ethikkommission sucht man im AMG wie im MPG vergebens. Der Bundesgesetzgeber ist hierfür nicht zuständig. Zuständig sind vielmehr die einzelnen Bundesländer. Diese haben das Verfahren vor der Ethikkommission in den Heilberufs- und Kammergesetzen der ärztlichen Selbstverwaltung zur Regelung übertragen. Ärztekammern und Universitäten haben als Körperschaften des öffentlichen Rechts im Rahmen ihres Selbstverwaltungsrechts Satzungen (Statute) für die Einrichtung von Ethikkommissionen und das einzuhaltende Verfahren beschlossen. In den Grundzügen orientiert sich das in diesen Statuten niedergelegte Verfahren an einer Empfehlung des Arbeitskreises medizinischer Ethikkommissionen für die Verfahrensgrundsätze. Abweichungen von diesen Verfahrensgrundsätzen sind daher vorprogrammiert, auch wenn sie nur von untergeordneter Bedeutung sind. Entstehen über das Verfahren Differenzen, so ist das lokal gültige Statut heranzuziehen.

Kommt die Ethikkommission zu einer positiven Bewertung der klinischen Prüfung, kann der Sponsor dieses Votum bei der zuständigen Bundesoberbehörde, dem BfArM in Berlin, einreichen. Der Leiter der klinischen Prüfung kann mit dieser beginnen und die Patienten und/oder Probanden rekrutieren.

Der genaue Ablauf der klinischen Prüfung vor Ort richtet sich nach dem zwischen dem industriellen Sponsor und der Einrichtung, in welcher die klinische Prüfung durchgeführt werden soll, zu schließenden Prüfvertrag. Über den Prüfvertrag erlangen alle diejenigen Vorschriften Geltung, die der Sponsor aus Gründen der Qualitätssicherung bei der klinischen Prüfung angewendet wissen will (GCP, ICH-Richtlinien etc.).

Ziel des vorliegenden Buches ist es, demjenigen, der eine klinische Prüfung plant, mit den entsprechenden Vorschriften und Formularen vertraut zu machen. Die verwendeten Vorlagen sind allesamt (real existierende, aber abgewandelte) Muster. Muster haben aber die Eigenschaft, nicht alle möglichen Fallgestaltungen abdecken zu können. Sie teilen das Schicksal der sogenannten "Leitlinien", die derzeit in den medizinischen Fachkreisen für alle möglichen Fachgebiete erarbeitet werden und dem auf diesem Gebiet Tätigen einen Handlungskorridor eröffnen. Dies tun auch die hier präsentierten Muster. Nicht mehr und nicht weniger. Die vorgestellten Muster wollen den Interessierten dazu bringen, sich leichter im Dickicht der Vorschriften zurecht zu finden.

Eine Anpassung etwa des Prüfvertrages an die Gegebenheiten des Einzelfalles ist nicht nur Wunsch, sondern pure Absicht der Verfasser. Unsicherheiten sollten nicht aus Gründen vermeintlicher Sparsamkeit durch Selbsthilfe beseitigt werden, sondern durch Einschaltung kompetenter Ratgeber aus den rechtsberatenden Berufen. Letztlich soll die Vorstellung von Formularen und Mustern dazu dienen, das Verfahren vor der Ethikkommission zu beschleunigen und möglichst effizient zu gestalten, damit baldmöglichst mit der geplanten klinischen Prüfung begonnen werden kann.

1. Antragsformular

Darstellung von Forschungsprojekten
über wissenschaftliche Untersuchungen am Menschen

1. **Titel des Projektes:**
   Angabe der Studienleitung.
   Angabe der Zahl der in die Studie aufgenommenen Patienten/Probanden.

2. **Ärztliche Mitarbeiter:**
   a) Projektleiter (Titel, Position, klinische Tätigkeit, Department/Abteilung/Sektion).
   b) Mitarbeiter (Titel, Position, klinische Tätigkeit, Department/Abteilung/Sektion).

3. **Ort der beabsichtigten Untersuchungen**
   (Klinik, Station, Abteilung, Labor)

4. **Beschreibung des Forschungsprogrammes**

5. **Ausführlichen Studienplan beifügen**
   (Bei Vorliegen eines solchen kann der Antrag durch entsprechenden Verweis wesentlich vereinfacht werden).

6. **Begründung für Versuche an Menschen.**
   Bedeutung der zu erwartenden Untersuchungsergebnisse.
   Prinzip der Auswahl von Versuchspersonen, Zahl der Versuchspersonen, Zeitraum der Untersuchungen.

7. **Darstellung bisher durchgeführter aussagekräftiger Tierversuche**
   (Literaturübersicht).
   Wenn keine Tierversuche vorliegen, Begründung der Versuche am Menschen angeben.

8. **Darstellung bisher zum Projekt**
   bzw. zur Fragestellung durchgeführter Untersuchungen am Menschen.
   Darstellung der bisherigen Erfahrungen über die verwendeten Techniken
   beim Menschen (Literaturübersicht).

9. **Risiko der Komplikationen**
   (auch Schmerzen und Nebenwirkungen, psychische Belastung) sowie Maßnahmen zur Verhütung bzw. Verminderung der Komplikationen.

10. **Darstellung der ärztlichen Beziehungen zwischen Untersucher und Patient**
    (z. B. Chefarzt, Oberarzt, Stationsarzt, Zeitraum der bisherigen Betreuung des Patienten).

11. **Ist der Patient über die Diagnose bzw. die Art der Erkrankung informiert?**

12. **Darstellung, wie die Versuchsperson über das Untersuchungsprogramm,**
    die Notwendigkeit und die Risiken informiert wurde
    und unter welchen Bedingungen die Zustimmung zum Versuch gegeben wurde.

13. **Falls nur eine mündliche Zustimmung gegeben wurde, muß begründet werden,**
    warum die schriftliche Einwilligung nicht eingeholt werden konnte
    bzw. wer die mündliche Einwilligung gegeben hat.

**14. Information der auf der Station tätigen Ärzte
über die Untersuchung an den von ihnen betreuten Patienten.**

15. Verantwortung für die klinische Kontrolle der Patienten
(Name, Vertreter, Telefon-Nr., Regelung außerhalb normaler Dienstzeiten).

**16. Wird das Forschungsprojekt auf dem Krankenblatt
oder auf der Fieberkurve kenntlich gemacht?**

17. Art der klinischen Untersuchungen bei gesunden Kontrollpersonen.

18. Art der Entschädigung der Versuchsperson.

**19. Art und Höhe der Versicherung für Versuchspersonen, Projektleiter
und Mitarbeiter.**
   ❑ **1.** Es handelt sich um ein Projekt, welches unter Verantwortung des Abtei-
         lungsleiters durchgeführt werden soll, sodaß die allgemeinen Haftungs-
         grundsätze gelten.
   ❑ **2.** Es handelt sich um ein Projekt nach dem Arzneimittel-/Medizinproduktege-
         setz (AMG/MPG). Es besteht eine Probandenversicherung mit einer
         Deckungssumme von 1 Mio. DM bei:
   ❑ **3.** Es handelt sich um kein Projekt nach 1. und 2. Für Personenschäden besteht
         eine Haftpflichtversicherung mit einer Deckungssumme von DM ...
         bei:

**20. Es handelt sich um eine Arzneimittel-/Medizinprodukteprüfung,
bei der die für die Begutachtung durch die Ethikkommission
anfallenden Kosten dem Sponsor in Rechnung gestellt werden können.**
         ❑ ja   ❑ nein

Anschrift der Firma:

Datum   Das Forschungsprogramm wurde geprüft
                         und Zustimmung gegeben:

Projektleiter   Chefarzt   Stationsarzt   Abteilungsleiter/
                                                                     Sektionsleiter

2. Schlußbericht über die Untersuchung

Prüfnummer:

Titel:

Projektleiter:

Veröffentlichung:

Zeitraum der Untersuchung: Zahl der Versuchspersonen:

1. **Wurde die Untersuchung abgebrochen oder geändert?**   **ja/nein**
   a) Falls ja, warum:

2. **Traten während der Untersuchung Komplikationen auf?**   **ja/nein**
   a) Falls ja, waren die Komplikationen zu erwarten?
   Bitte Art und Anzahl der Komplikationen angeben.

3. **Wurden Regreßansprüche geltend gemacht?**   **ja/nein**

4. **Wurde die Untersuchung
   von Probanden als belastend empfunden?**   **ja/nein**
   a) Falls ja, welche Klagen:

5. **Welche Schlußfolgerungen zieht der Untersucher aus seiner Arbeit?**
   a) Für die Planung neuer Untersuchungen:
   b) Für die Arbeit der Prüfungskommission:

6. **Sonstige Bemerkungen:**

...   , den ...   (Unterschrift)

3. Statut einer Ethikkommission

Der Senat der Universität hat auf seiner Sitzung am 16. Februar 1995 aufgrund von §§ 4a, 30 KammerG i.d.F. vom 12. Dezember 1994 (GBl. S. 641) und § 7 UG i.d.F. vom 10. Januar 1995 (GBl. S. 1) folgende Satzung beschlossen:

§ 1 Ethikkommission

(1)   Die Universität errichtet eine Kommission zur Beurteilung ethischer und rechtlicher Aspekte in der Forschung am Menschen. Sie führt die Bezeichnung

Ethikkommission der Universität.

Sie arbeitet auf der Grundlage der revidierten *Deklaration von Helsinki* des Weltärztebundes in der jeweils geltenden Fassung sowie der geltenden Gesetze.

(2)   Die Mitglieder der Ethikkommission sind bei der Wahrnehmung ihrer Aufgaben unabhängig und an Weisungen nicht gebunden. Sie sind nur ihrem Gewissen verantwortlich.

§ 2 Aufgaben

(1)   Die Ethikkommission hat die Aufgabe, den Arzt als Mitglied der Universität Ulm über die ethischen und rechtlichen Aspekte bei der Forschung am und mit Menschen zu beraten, sowie Anträge zustimmend oder ablehnend zu bewerten.

(2)   Die Ethikkommission hat ferner die Aufgabe, sonstige Mitglieder der Universität Ulm, die Forschung am und mit Menschen betreiben, über die ethischen und rechtlichen Aspekte ihres Tuns zu beraten.

§ 3 Zusammensetzung

(1)   Die Ethikkommission besteht aus mindestens ...   Mitgliedern, davon mindestens 4 Ärzten, einem Juristen mit der Befähigung zum Richteramt und einem Repräsentanten aus dem Bereich der Theologie oder Philosophie. Mindestens 2 Ärzte sollten erfahrene Kliniker, ein Arzt auf dem Gebiet der theoretischen Medizin besonders erfahren sein.

(2)   Die Mitglieder werden vom Senat für eine Amtsperiode von 4 Jahren bestellt; wiederholte Bestellung ist zulässig.

(3)   Die Ethikkommission wählt aus ihrer Mitte einen Vorsitzenden und dessen Stellvertreter. Der Vorsitzende soll Arzt sein.

(4)   Die Ethikkommission kann, soweit erforderlich, Sachverständige beratend hinzuziehen. Die Zuziehung von Hilfspersonen ist zulässig.

§ 4 Geschäftsführung

Die Geschäftsführung der Ethikkommission obliegt dem Vorsitzenden. Ihm steht eine Geschäftsstelle zur Verfügung.

§ 5 Arbeitsweise

(1)   Die Ethikkommission wird auf Antrag von Mitgliedern der Universität tätig.

(2)   Der Antragsteller kann den Antrag ändern oder zurücknehmen.

(3)   Dem Antrag ist eine Erklärung beizufügen, ob, ggf. wo und mit welchem Ergebnis bereits vorher oder gleichzeitig Anträge ähnlichen Inhalts gestellt worden sind.

(4)   Mitglieder der Universität, die zugleich Mitglieder der Landesärztekammer sind, wenden sich an die Ethikkommission der Universität Ulm. Sie können aber auch die Ethikkommission bei der Landesärztekammer anrufen.

(5)   Der Vorsitzende oder sein Stellvertreter beruft die Ethikkommission ein und bestimmt Ort und Zeit der Sitzung. Er lädt die Ethikkommission, so oft es die Geschäftslage erfordert. Der Vorsitzende eröffnet, leitet und schließt die Sitzungen der Ethikkommission.

(6)   Die Ethikkommission tagt nicht öffentlich. Die Mitglieder sind zur Verschwiegenheit verpflichtet. Dasselbe gilt für beratend hinzugezogene Sachverständige und Hilfspersonen.

(7)   Die Ethikkommission soll über den zu treffenden Beschluß einen Konsens anstreben. Wird ein solcher nicht erreicht, beschließt die Ethikkommission nach mündlicher Verhandlung mit Stimmenmehrheit. Sie ist mit mindestens 5 Mitgliedern beschlußfähig. Stimmenthaltung gilt als Ablehnung.

(8)   Die Ethikkommission kann die Entscheidung über Vorgänge einfacherer Art (z. B. Körpermaterialstudien ohne persönlichkeitsrechtlichen Bezug u. ä.) dem Vorsitzenden übertragen. Dieser entscheidet nach pflichtgemäßem Ermessen. Er kann auch eine Entscheidung des Gesamtgremiums herbeiführen.

(9)   Mitglieder der Ethikkommission, die an einem zu beratenden Forschungsprojekt mitwirken, sind von der Beschlußfassung ausgeschlossen.

(10)   Der Antragsteller soll vor der Beschlußfassung Gelegenheit zur Stellungnahme erhalten. Von der Anhörung kann abgesehen werden, wenn die Kommission einstimmig der Auffassung ist, daß eine Anhörung nicht notwendig ist.

(11)   Das Ergebnis der Beratung wird dem Antragsteller schriftlich mitgeteilt. Ablehnende oder einschränkende Voten sind zu begründen. Jedes Mitglied kann seine abweichende Meinung in einem Sondervotum niederlegen, das dem Beschluß beizufügen ist.

(12)   Die Ethikkommission kann vom Antragsteller – auch bereits zur Vorbereitung ihres Beschlusses – ergänzende Unterlagen, Angaben oder Begründungen verlangen.

(13)   Die Stellungnahme der Ethikkommission gilt nur für den vorgelegten Antrag.

(14)   Voten anderer, nach Landesrecht gebildeter Ethikkommissionen, werden grundsätzlich anerkannt. Es werden die örtlichen Gegebenheiten für den Antrag geprüft.

§ 6 Meldung unerwünschter Ereignisse

(1)   Über alle schwerwiegenden oder unerwarteten unerwünschten Ereignisse, die während der Studie auftreten und die Sicherheit der Studienteilnehmer oder die Durchführung der Studie beeinträchtigen könnten, ist der Vorsitzende und der stellvertretende Vorsitzende der Ethikkommission unverzüglich zu unterrichten.

(2)   Beide Mitglieder entscheiden unverzüglich, ob die Meldung eine Neubewertung der Studie erforderlich macht. In diesem Fall entscheidet die Ethikkommission auf ihrer nächsten Sitzung.

(3)   Die Ethikkommission kann in diesem Fall ihren zustimmenden Beschluß ganz oder teilweise widerrufen oder weitere Auflagen erteilen. Dem Antragsteller ist Gelegenheit zur Stellungnahme einzuräumen.

§ 7 Verantwortung des Antragstellers

Unabhängig von der Stellungnahme der Ethikkommission bleibt die Verantwortlichkeit des Antragstellers für sein Handeln bestehen.

§ 8 Kostenregelung

(1)   Soweit für Anträge ein industrieller Auftrag-/Zuwendungsgeber vorhanden ist, wird für die Tätigkeit der Ethikkommission Kostenersatz nach der im Verwaltungsrat beschlossenen Kostenregelung erhoben.

(2)   Die Mitwirkung der Kommissionsmitglieder ist für Mitglieder der Universität Dienstaufgabe. Sie erhalten hierfür keine Entschädigung. Gleiches gilt für Sachverständige, Gutachter und Hilfspersonen.

§ 9 Inkrafttreten

(1)   Dieses Statut tritt an dem, dem Tag der Veröffentlichung in den Amtlichen Bekanntmachungen der Universität folgenden Tag in Kraft.

(2)   Zugleich tritt die Geschäftsordnung der Ethikkommission der Medizinischen Fakultät vom 17. Mai 1994 außer Kraft.

§ 10 Übergangsvorschrift

Die Mitglieder der bisherigen Ethikkommission der Medizinischen Fakultät der Universität Ulm gelten als Mitglieder der Ethikkommission gemäß § 3 dieses Statuts mit der darin vorgesehenen Amtszeit.

...   , den ...   Rektor

4. Prüfvertrag (Muster)

Vertrag

zwischen

dem Universitätsklinikum …
vertreten durch den Leitenden Ärztlichen Direktor,
dieser vertreten durch den Verwaltungsdirektor …   (Anschrift),

insoweit handelnd für die Klinik für …
vertreten durch den Ärztlichen Direktor …   (Anschrift),
      (nachstehend: Prüfer)

und

Firma (Rechtsform), vertreten durch …   (Anschrift)
      (nachstehend: Sponsor)

§ 1 Vertragsgegenstand

Gegenstand des Vertrages ist die klinische Prüfung eines Medikaments (Medizinproduktes) unter der Bezeichnung …   in der Klinik für …   des Prüfers.

§ 2 Verpflichtung des Prüfers

(1)   Der Prüfer verpflichtet sich, die klinische Prüfung im Zeitraum vom …   bis …
nach dem Prüfplan (Anlage 1), den er für verbindlich anerkennt, in der Klinik für …
durchzuführen.

(2)   Der Prüfer ist verpflichtet, folgende Regeln und Vorschriften einzuhalten:
– Regeln "Good Clinical Practice"
– Deklaration von Helsinki
– Berufsordnung für Ärzte der jeweiligen Landesärztekammer
– Vorschriften des Arzneimittelgesetzes (Medizinproduktegesetz)
Der Prüfer wird seine Prüfärzte über die vorgenannten Regeln und Vorschriften informieren, auf ihre Einhaltung verpflichten und auf die Folgen von Verstößen hiergegen hinweisen.

(3)   Alle vom Sponsor zur Verfügung gestellten Medikamente wird der Prüfer nur im Rahmen des Prüfplanes anwenden und nicht zu anderweitigen Experimenten verwenden. Nach Abschluß der klinischen Prüfung verbleibende Restbestände des Prüfmedikaments werden unverzüglich zurückgegeben. Etwaige Fehlbestände sind gesondert zu dokumentieren.

(4)   Alle Daten, die im Rahmen der klinischen Prüfung anfallen, werden dem Sponsor unter Beachtung datenschutzrechtlicher Vorschriften unverzüglich zugänglich gemacht.

(5) Der Prüfer stimmt regelmäßigen Besuchen von Monitoren zu und ist mit der Überprüfung des Fortganges der klinischen Prüfung und der Vollständigkeit der Datenerhebung einverstanden. Hierzu gehört auch der nach GCP vorgesehene Vergleich mit den Quelldaten.

(6) Der Prüfer versichert, daß er keinen Verpflichtungen – vertraglichen und außervertraglichen – unterliegt, die die Durchführung der klinischen Prüfung verhindern oder verbieten würde.

§ 3 Verpflichtung des Sponsors

(1) Der Sponsor stellt dem Prüfer die Ergebnisse über die chemisch/pharmazeutische, toxikologische und pharamakologische Prüfung des Medikaments sowie klinische Daten und Ergebnisse (einschließlich früherer oder noch laufender klinischer Prüfungen) zur Verfügung.

(2) Der Sponsor stellt das vollständig charakterisierte Prüfmedikament zur Verfügung.

(3) Der Sponsor übernimmt die Meldung der klinischen Prüfung bei der für den Prüfer zuständigen Aufsichtsbehörde. Er stellt die notwendigen Dokumente zur Einreichung bei der Ethikkommission zur Verfügung.

(4) Der Sponsor stellt die für die Dokumentation der Prüfung erforderlichen Materialien zur Verfügung, die sein Eigentum bleiben.

(5) Der Sponsor schließt für die klinische Prüfung eine Probandenversicherung bei der ...   Versicherung ab und sorgt für ihren Erhalt während der klinischen Prüfung.

(6) Die Honorierung des Prüfers erfolgt in dem in Anlage 2 zu diesem Vertrag festgehaltenen Modus auf ein vom Prüfer zu benennendes Konto (Drittmittelkonto). Die Unterstützung bei den Monitoringmaßnahmen sind im Honorar inbegriffen. Eine gegebenenfalls erforderliche Aufteilung des Honorars ist Sache des Prüfers.

(7) Sollte ein Patient die klinische Prüfung abbrechen oder die klinische Prüfung insgesamt abgebrochen werden, so werden nur die bis zum Zeitpunkt des Ausscheidens oder des Abbruchs erbrachten Leistungen honoriert.

(8) Folgende für die Durchführung der klinischen Prüfung erforderlichen Untersuchungen erstattet der Sponsor gegen gesonderte Rechnung: ...

§ 4 Grundsätze der Kooperation

(1) Ansprechpartner beim Sponsor ist ...

(2) Leiter der klinischen Prüfung ist ...

(3) Ansprechpartner beim Prüfer ist ...
Der Prüfer ist berechtigt, weitere Prüfärzte hinzuzuziehen.

(4) Über alle schwerwiegenden oder unerwarteten unerwünschten Ereignisse, die während der klinischen Prüfung auftreten und die Sicherheit der Studienteilnehmer oder die Durchführung der klinischen Prüfung beeinträchtigen könnten, wird der Prüfer den Sponsor und dieser die Ethikkommission unverzüglich informieren.

§ 5 Vertraulichkeit

(1)   Der Prüfer verpflichtet sich, jegliche Informationen, die ihm vom Sponsor bereitgestellt werden und alle Daten, die aus der klinischen Prüfung resultieren, vertraulich zu behandeln. Dies gilt auch für Materialien, die der Sponsor dem Prüfer
zur Durchführung der klinischen Prüfung überläßt und die dessen Eigentum
bleiben. Eine Weitergabe von Daten, Ergebnissen und Materialien ist nur mit Einwilligung des Sponsors zulässig, es sei denn, es handle sich um Daten und Ergebnisse, die
  – schon vor der Übergabe vom Sponsor an den Prüfer bekannt waren,
  – nach der Übergabe durch eine Publikation oder auf andere Weise bekannt ge-
     worden sind,
  – und für die der Prüfer den Nachweis erbringen kann, daß sie schon vor der
     Übergabe durch den Sponsor in seinem Besitz waren und er diesen nicht durch
     den Sponsor erlangt hat.

(2)   Der Prüfer wird Prüfärzte, die er zulässigerweise zur Durchführung der klinischen
Prüfung heranzieht, schriftlich auf die Pflicht zur Vertraulichkeit verpflichten.

(3)   Die Pflicht zur Vertraulichkeit gilt auch 3 Jahre nach Abschluß dieses Vertrages
fort.

§ 6 Veröffentlichungen

(1)   Der Sponsor anerkennt die grundsätzliche Pflicht des Prüfers zur Veröffentlichung wissenschaftlicher Ergebnisse der klinischen Prüfung. Der Sponsor muß
jedoch Gelegenheit haben, entstehende Schutzrechte vor der Veröffentlichung
zu sichern.

(2)   Zu diesem Zweck wird der Prüfer das Manuskript beim Sponsor vor der Veröffentlichung zur Prüfung vorlegen. Dieser wird binnen 30 Tagen über die Zustimmung
entscheiden. Er wird die Zustimmung nicht unbillig verweigern.

§ 7 Daten, Ergebnisse, Patente

(1)   Alle Ergebnisse aus der klinischen Prüfung werden Eigentum des Sponsors. Der
Sponsor hat das Recht, auf seine Kosten sämtliche Erfindungen aus der klinischen
Prüfung unter diesem Vertrag in Ländern seiner Wahl zum Schutzrecht anzumel-
den.. Der Prüfer bietet sie dem Sponsor an. Dieser nimmt das Angebot an.

(2)   Erfindungen von Prüfärzten und sonstigen Mitarbeitern des Prüfers nimmt dieser
uneingeschränkt in Anspruch und überträgt sie dem Sponsor. Dieser stellt den
Prüfer von Ansprüchen auf eine Arbeitnehmererfindervergütung, sei sie einvernehmlich oder gerichtlich zuerkannt, frei.

(3)   Beabsichtigt der Sponsor, eine Erfindung nach Abs. 1 nicht zum Schutzrecht anzumelden, so wird er diese Absicht dem Prüfer rechtzeitig schriftlich mitteilen und
ihm das Schutzrecht zur kostenlosen Übernahme anbieten. Erklärt der Prüfer binnen 4 Wochen nach Zugang der Mitteilung die Annahme, so hat er die Kosten der
Fortführung und Aufrechterhaltung dieses Schutzrechts zu tragen.

(4)   An Schutzrechten nach Abs. 1 erhält der Prüfer ein nicht ausschließliches, nicht
übertragbares Nutzungsrecht zu Zwecken von Forschung und Lehre.

§ 8 Archivierung

Der Prüfer wird Krankenakten von Patienten, die in die klinische Prüfung einbezogen wurden, im Original für die Dauer von 15 Jahren aufbewahren.

§ 9 Schlußbestimmungen

(1)   Dieser Vertrag tritt mit der Unterzeichnung in Kraft.

(2)   Der Sponsor kann diesen Vertrag kündigen, sofern die klinische Prüfung aus wissenschaftlichen Gründen abgebrochen werden muß. Die Kündigung muß schriftlich erfolgen.

(3)   Die Unwirksamkeit einer Bestimmung dieses Vertrages berührt den restlichen Vertrag nicht. Die Vertragsparteien verpflichten sich, die unwirksame Bestimmung durch eine solche zu ersetzen, die dem von den Vertragsparteien intendierten wirtschaftlichen Zweck in rechtlich zulässiger Weise am nächsten kommt.

(4)   Änderungen und Ergänzungen dieses Vertrages bedürfen der Schriftform. Dies gilt auch für die Vereinbarung über die Schriftform.

(5)   Diesem Vertrag sind als wesentliche Bestandteile folgende Anlagen beigefügt:
Anlage 1:   Prüfplan
Anlage 2:   Modus der Honorierung

(6)   Der vorliegende Vertrag wurde in ...   Exemplaren ausgefertigt. Nebenabreden wurden nicht getroffen.

...   , den ...

Sponsor   Verwaltungsdirektor.   Ärztlicher Direktor

II. Vorbemerkungen: Rechtliche Struktur der Ethikkommission

1. Rechtsgrundlagen

Die Pflicht zur Anrufung einer Ethikkommission, die Bildung von Ethikkommissionen, ihre Aufgaben und ihr Verfahren werden in einer ganzen Reihe von nationalen und internationalen Regelungen behandelt. Einmal gibt es spezielle Regelungen, etwa in den §§ 40 ff. AMG über Ethikkommissionen bei der Arzneimittelprüfung, sodann sind Ethikkommissionen in internationalen Papieren angesprochen, etwa der *Revidierten Deklaration von Helsinki* des Weltärztebundes, dazu finden ergänzend die allgemeinen Regeln des Strafgesetzbuchs oder des Bürgerlichen Gesetzbuchs Anwendung und schließlich findet auf das Verfahren das Verwaltungsverfahrensgesetz subsidiär Anwendung. Über allem stehen die Vorgaben des Grundgesetzes: Sie reichen von der Freiheit der Forschung, über den Schutz der Probanden und Patienten bis hin zum rechtlichen Gehör im Verfahren.

a) Besondere nationale Regelungen

Bundesgesetze. Die Ethikkommissionen sind in § 40 Abs. 1 AMG und § 17 Abs. 6 f. MPG gesetzlich geregelt. Die Aufnahme einer Bestimmung in das geplante Transfusionsgesetz ist vorgesehen. Die Regelungen sind durchaus unterschiedlich: Während das AMG und der ETransfG dem Landesrecht die Aufgabe stellen, Ethikkommissionen zu gründen, ist das MPG den Weg gegangen, im Wege einer Registrierung beim BfArm Ethikkommissionen anzuerkennen.[1]

Landesgesetze bzw. Landesrecht. Aufgrund der Ermächtigung durch den Bundesgesetzgeber im AMG, aber auch soweit, etwa für klinische Forschungen außerhalb des Pharmabereichs, eine originäre Zuständigkeit der Länder besteht, sind die Bundesländer dazu übergegangen, meist in Kammergesetzen, Ethikkommissionen einzuführen und einen Katalog ihrer Aufgaben der Satzungsgewalt der Ärztekammern zuzuweisen. Zu gleicher Zeit werden auch Ethikkommissionen bei Universitäten und medizinischen Hochschulen anerkannt. In den Landesgesetzen wird meist eine Rechtsgrundlage für eine Satzung geschaffen. Allerdings wird durch die Kammergesetze oder besondere Gesetze der Inhalt der Satzung abstrakt vorgegeben.

Soweit Landesgesetze noch nicht erlassen worden sind oder erlassen waren, kommt als staatlich anerkanntes Recht die Berufsordnung der Kammern in Betracht.

Musterberufsordnung. In § 15 I der MBO v. 1997 sind Ethikkommissionen für die klinische Forschung am Menschen und nicht ausschließlich epidemiologischen Forschungen vorgesehen. Die Musterberufsordnung enthält nicht unmittelbar geltendes Recht, sondern muß als Vorschlag von den Landesärztekammern mit staatlicher Genehmigung umgesetzt werden.

Satzungen. Soweit Ethikkommissionen nicht schon auf anderer Rechtsgrundlage bestehen, werden sie durch landesrechtlich ermächtigte Satzung errichtet. Die Satzungsgewalt richtet sich nach Landesrecht: Es ist regelmäßig die Ärztekammer bzw. die Universität oder Medizinische Hochschule, welche die Satzung erlassen kann. Regelmäßig kann die Satzung also nicht von einer medizinischen Fakultät erlassen werden. Die Satzung bedarf überdies staatlicher Genehmigung, um wirksam zu werden.[2]

b) Internationale Regelungen

Revidierte Deklaration von Helsinki. Seit 1975 verlangt die *Revidierte Deklaration von Helsinki* des Weltärztebundes die Beurteilung der Forschungspläne für die klinische Forschung am Menschen durch eine besonders ernannte Kommission. Zugleich wird den Herausgebern medizinischer Periodika auferlegt, unethisch erzielte Versuchsergebnisse nicht zu veröffentlichen. Diese Pflicht wird von den Herausgebern regelmäßig auf die Weise erfüllt, daß sie die positive Bewertung durch eine Ethikkommission verlangen.[3]

Sonstige internationale Papiere. Die anderen internationalen Regelungen über die klinische Forschung am Menschen erwähnen die Ethikkommission nicht. Das gilt einmal für die 10 Prinzipien des Nürnberger Ärzteurteils und sodann auch für die Europäische Konvention über Menschenrechte und Biomedizin von 1996. Die Regeln dieser Papiere sind aber, soweit anwendbar, von den Ethikkommissionen zu beachten.[4]

c) Europarechtliche Vorgaben

Die *Note for Guidance and Good Clinical Practice* der EU ist am 17. Januar 1997 als *Guideline for Good Clinical Practice* von der EU übernommen worden. Dabei handelt es sich um eine Empfehlung bzw. Leitlinie, die europaweit beachtet werden soll und wegen der gemeinsamen Entwicklung durch die International Conference on Harmonization gleichermaßen für die USA und Japan gilt. Die EU beabsichtigt eine „Directive of the European Parliament and of the Council on the approximation of provisions laid down by law, regulation or administrative action relating to the implementation of Good Clinical Practice in the conduct of clinical trials on medical products for human use" zu erstellen. Diese auf Medizinprodukte bezogene Richtlinie ist noch nicht erlassen worden. Sobald sie erlassen worden ist, ist sie in nationales Recht überzuleiten, womit nicht vor Anfang des nächsten Jahrhunderts zu rechnen ist.[5]

Ebenso ist am 3.9.1997 der Vorschlag für eine Richtlinie des Europäischen Parlaments und des Rats zur Angleichung der Rechts- und Verwaltungsvorschriften über die Anwendung der Guten klinischen Praxis bei der Durchführung von klinischen Prüfungen mit Arzneimitteln vorgelegt worden. Auch dieser Entwurf enthält Bestimmungen über Ethik-Kommissionen.

Die Arzneimittelprüfrichtlinien vom 5. Mai 1995 dienen der Umsetzung der Richtlinie 75/318/EWG i.d.F. vom 19.7.1991. Hierbei handelt es sich um eine Bekanntmachung des Bundesministeriums mit dem Charakter einer Empfehlung.

d) Allgemeine und ergänzende Gesetze

Allgemeine Gesetze. Das StGB und das BGB finden auch auf klinische Prüfungen Anwendung. Soweit die Prüfinstitution eine Organisationspflicht trifft, Versuche am Menschen abzusichern, was regelmäßig der Fall sein wird, kommt hier insbesondere die Errichtung einer Ethikkommission in Betracht. Mit allgemeinen Anweisungen, welche nur abstrakte Gefahren steuern, ist es nicht getan. Vielmehr ist es eine Aufgabe der Universität, medizinischen Hochschule oder Ärztekammer, die einzelne Prüfung zu beurteilen. Dieses geschieht regelmäßig durch Kommissionen, als welche sich besonders gut die Ethikkommission eignet. Errichtet die Forschungseinrichtung eine solche Kommission nicht oder macht sie ihre Anrufung nicht verbindlich, so liegt darin ein Organisationsverschulden, was sie selber haftbar macht.[6]

Ergänzende Regelungen. Insbesondere durch ermächtigte Verordnungen kann in weiteren Gesetzen etwas über Ethikkommissionen ausgesagt werden. Das gilt etwa für die Strahlenschutzverordnung, aber auch für die Verordnungen nach § 40 Abs. 5 AMG und § 17 Abs. 6 MPG.

e) Verfahrensregeln

Das Verfahren vor den Ethikkommissionen wird von Gesetzen berührt. Obwohl das Verfahren im Regelfalle durch Landesgesetz und ausführende Satzungen geregelt ist, greifen hier auch allgemeine Bestimmungen ein. So sind etwa die Verfahrensgarantien des Grundgesetzes, beispielsweise die Regeln über das rechtliche Gehör, zu beachten. Soweit es nicht verdrängt ist, ist auch das Verwaltungsverfahrensgesetz anzuwenden.[7,8]

Hierzu gehört schließlich auch die „Beweislast" für die Vereinbarkeit des Versuchsprotokolls mit den rechtlichen Regelungen und den ethischen Grundsätzen. Angesichts der vom GG garantierten Freiheit der Forschung ist es die Aufgabe der Ethikkommissionen, ein negatives Votum bei festgestellten unethischen Verfahren abzugeben. Im Zweifelsfalle hat das Votum positiv auszufallen: Der Antragsteller hat zwar ethische Erwägungen anzustellen und diese der Ethikkommission vorzulegen; grundsätzlich ist aber die klinische Forschung am Menschen erlaubt und nicht verboten.

2. System:
Verhältnis der Normen zueinander

a) Grundsatz

Das Regelverhältnis der Normen ist nach deutschem Recht die Kumulation. Die Normen gleichen Ranges werden nebeneinander oder miteinander verbunden angewandt. Selbst das Verhältnis des Verfassungsrechts zu den Normen ist vom Zusammenwirken bestimmt: Regelmäßig wird die untere Norm verfassungskonform ausgelegt, wenn nicht eine echte Unverträglichkeit besteht, die dann zur Verfassungswidrigkeit führt.[9]

Das Kumulationsprinzip gilt grundsätzlich auch im Bereich der klinischen Forschung und hier insbesondere für Anordnungen bezüglich der Ethikkommissionen. So verdrängt etwa § 17 MPG nicht die Regeln der Berufsordnungen, der Satzungen und der allgemeinen Verkehrspflicht. Zwar lautet es in § 17 Abs. 7 MPG „Bei multizentrischen Studien genügt eine Begutachtung". Diese Regel gilt aber nur für die klinische Prüfung eines Medizinproduktes als Voraussetzung der CE-Kennzeichnung. Der Zweck dieser Norm ist ganz auf die Voraussetzung der CE-Kennzeichnung zugeschnitten. Ob an einer Institution die klinische Prüfung durchgeführt werden darf und welche weiteren Voraussetzungen nach dem Standesrecht, dem allgemeinen bürgerlichen Recht und dem inneruniversitären Recht bestehen, wird davon nicht berührt. Keinesfalls hat der Gesetzgeber die aus der Gefährlichkeit jedes Versuchs am Menschen herrührende Verkehrspflicht des Krankenhausträgers einschränken wollen, durch abstrakte Anweisungen und konkrete Prüfung des Vorhabens seine Organisationspflicht zu erfüllen. Als Ergebnis ist also festzuhalten, daß § 17 Abs. 7 MPG, die Berufsordnungen der Länder und die Organisationspflichten nebeneinander zur Anwendung kommen. Das bedeutet, daß die Ärzte nach der Berufsordnung verpflichtet sind, eine Begutachtung durch die lokale Ethikkommission vornehmen zu lassen; ebenso steht es mit der Erfüllung der Verkehrssicherungspflicht durch den Betreiber des Krankenhauses. Durch die Bewertung an einer anderen Stelle wird der Arzt von diesen Pflichten nicht freigestellt. Eine andere Frage ist es, ob infolge der Anerkennung der Bewertung durch eine andere Stelle ein ermäßigtes Verfahren vor der Ethikkommission genügt.

In § 40 Abs. 4 Nr. 6 AMG n. F. ist jetzt vorgesehen, daß „das Votum der für den Leiter der klinischen Prüfung zuständigen Ethik-Kommission" vorgelegt wird. Davon werden indes die Pflichten nach dem Landesrecht oder Satzungsrecht der Universitäten nicht berührt.

b) Geflecht von Normen als Regelfall

Die Anwendung unterschiedlicher Normen auf die klinische Prüfung im Kumulationswege folgt zwei Prinzipien, nämlich der Zweckzuteilung und der Schutzmaximierung. Die einzelnen Normen, seien sie im Gesetz aufgestellt, in einer Verordnung oder Satzung enthalten, finden für die Zwecke Anwendung, für die sie erlassen worden sind. Die zustimmende Bewertung nach § 40 Abs. 1 AMG gilt also nur für die Arzneimittelprüfung als Voraussetzung der Arzneimittelzulassung. Das ergibt sich schon daraus, daß auch bei einer negativen Bewertung die klinische Prüfung arzneimittelrechtlich erfolgen darf, wenn die zuständige Bundesoberbehörde nicht innerhalb von 60 Tagen nach Eingang der Unterlagen widerspricht. Das Schweigen der Bundesoberbehörde stellt nicht etwa eine übergeordnete Erlaubnis dieser Behörde dar. Allerdings muß man auf den Wortlaut der anderen Normen sehen: Soweit nur eine Begutachtung vorgesehen ist, ist das negative Votum kammerrechtlich nicht bindend. Nach inneruniversitärem Recht kann es jedoch bindend sein, weil durch Übertragung der konkreten Verkehrssicherungspflicht auf die Ethikkommission die Forschung an dieser Institution zu unterbleiben hat.[10]

Sodann dient das Geflecht verschiedener Vorschriften der Schutzmaximierung des Patienten und Probanden. Das bedeutet nicht, daß im Zweifel ein Versuch zu unterbleiben hat. Bei Krankheiten ohne Behandlungsmöglichkeit sind auch gefährlichere Experimente nicht nur zulässig, sondern sogar im Interesse des Patienten erwünscht. Im allgemeinen ist jedoch zu sagen, daß die engere Regel durch die weitere nicht verdrängt wird, auch wenn diese einen höheren Rang in der Rechtsskala einnimmt. So werden etwa für den Schutz nicht einwilligungsfähiger Personen mehrere Regeln nebeneinander angewandt. Für Kinder und Jugendliche z. B. finden neben I. Nr. 11 der Revidierten Deklaration von Helsinki auch § 40 Abs. 4 AMG, § 17 Abs. 4 MPG Anwendung. Das bedeutet, daß neben der eher weiten Bestimmung der Revidierten Deklaration von Helsinki die engeren Regeln des § 40 Abs. 4 AMG Anwendung finden. Allerdings verweist die Deklaration von Helsinki auf das jeweils anwendbare nationale Recht.[11]

Ein weiteres Beispiel bildet das Menschenrechtsübereinkommen zur Biomedizin des Europarats. Sollte es für Deutschland in Kraft treten, so gilt es, Art. 17 des Abkommens über einwilligungsunfähige Personen bei Forschungsvorhaben mit dem nationalen Recht zu harmonisieren. Nach Art. 17 Abs. 2 des Menschenrechtsübereinkommens zur Biomedizin sind in Ausnahmefällen Forschungsvorhaben rein wissenschaftlicher Art an Einwilligungsunfähigen zulässig. Allerdings verweist auch diese Norm auf die „gesetzlich vorgeschriebenen Schutzbestimmungen". Die Tatsache, daß das Menschenrechtsübereinkommen zur Biomedizin des Europarats Ethikkommissionen nicht erwähnt, darf nicht etwa zum Anlaß genommen werden, von der Anrufung einer Ethikkommission abzusehen.

3. Aufgaben und Funktionen

a) Aufgaben der Ethikkommission

Pflichtaufgaben. Die Aufgaben der Ethikkommission ergeben sich aus den jeweiligen Rechtsgrundlagen. An der Spitze steht die Bezeichnung der medizinischen Maßnahmen, welche die Anrufung einer Ethikkommission zur Pflicht machen. In diesem Bereich sind die Ethikkommissionen notwendigerweise zuständig. Es sind die folgenden:

- Biomedizinische Forschung am Menschen ist nach der Revidierten Deklaration von Helsinki (RDH) des Weltärztebundes einem besonders berufenen, vom Forschungsteam und Sponsor unabhängigen Ausschuß zur Beratung, Stellungnahme und Orientierung vorzulegen, I. 2. RDH. Mit dem Ausdruck „biomedizinisch" wird der ganze Bereich der Forschung in der Medizin umschrieben. Die Medizin als Biowissenschaft ist angesprochen; andere Biowissenschaften fallen nicht unter die Zuständigkeit der Ethikkommissionen. Forschung ist die Erprobung eines neuen Wegs zur Feststellung oder Heilung von Krankheiten oder die Erkundung biologischer Vorgänge im Menschen. Die Forschung unterscheidet sich von der Therapie. Die Behandlung eines Kranken ist nicht Forschung. Allerdings können Behandlung und Forschung Hand in Hand gehen. Das ist etwa der Fall bei der medizinischen Forschung i. V. mit ärztlicher Versorgung, II. RDH. Biomedizinische Versuche sind sowohl Grundlagenforschung am Menschen, als auch die Anwendung von neuen Verfahren und Medizinen zur Verhütung, zum Erkennung und zum Heilen bzw. Lindern von Krankheiten. Als „klinische Versuche" (II. RDH) gelten alle Forschungsprojekte, von der Pilotstudie bis zur klinisch kontrollierten Studie. Eingeschlossen in die Beurteilung sind nicht nur die Gruppen, an denen eine neue Methode ausprobiert wird, sondern auch die Kontrollgruppe. Das ist jetzt in II. 3. RDH deutlich geworden, welche für die Kontrollgruppe die beste bewährte diagnostische und therapeutische Methode erfordert. Damit werden Placeboversuche zurückgeführt auf leichtere Erkrankungen (Kopfschmerz, Schlaflosigkeit) bzw. auf Zustände, für welche es noch keine Standardbehandlung gibt.

- Arzneimittelprüfungen sind § 40 Abs. 1 AMG unterworfen. Der Prüfarzt hat vor der klinischen Prüfung eines Arzneimittels eine Ethikkommission anzurufen. Das geschieht durch das Erfordernis des § 40 Abs. 1 Nr. 6 AMG, wonach die klinische Prüfung eines Arzneimittels nur durchgeführt werden darf, wenn „das Votum der für den Leiter der klinischen Prüfung zuständigen Ethik-Kommission bei der zuständigen Bundesoberbehörde vorgelegt worden sind". Unter Arzneimittelprüfung sind alle Phasen der Studien zu verstehen, von der Phase I bis zur Phase IV. Durch die Änderung des § 42 AMG steht jetzt fest, daß Phase-IV-Studien, welche nach der Zulassung des Arzneimittels erfolgen, gleichfalls einer Ethikkommission vorgelegt werden müssen. Das gilt nicht für Beobachtungsstudien.

  – Es ist noch unklar, ob einzelne, den Patienten entweder nicht belastende oder eher behandelnde Versuchsformen der Ethikkommission vorgelegt werden müssen. Anwendungsbeobachtungen und Therapieoptimierungsstudien, wie sie im Bereich neuer Antibiotika üblich sind, fallen nicht notwendig unter § 40 Abs. 1 AMG, da es sich nicht um eine Prüfung des Arzneimittels handelt, welche Voraussetzung der fortwährenden Zulassung ist. Allerdings ist die Ausgliederung dieser Forschungen mehr unter dem Aspekt der Vermeidung der Versicherungspflicht gesehen worden, als unter dem Gesichtspunkt der Nichtbefassung einer Ethikkommission.

- Die klinische Prüfung von Medizinprodukten ist nur beschränkt der Aufsicht einer Ethikkommission unterworfen. Nur für implantierbare Medizinprodukte und Produkte der Klasse III ist es notwendig, die Sicherheit und Unbedenklichkeit genauer festzustellen. Die Belegung kann durch aktuelle einschlägige wissenschaftliche Literatur oder durch klinische Daten aufgrund einer entsprechenden klinischen Prüfung beigebracht werden. Diese klinische Prüfung hat einer Ethikkommission vorgelegt zu werden, § 17 Abs. 7 MPG. Soweit es sich um eine Prüfung an einzelnen Kranken handelt, kann entweder die Einzelbehandlung oder das Pilotprojekt im Vordergrund stehen. Die Ethikkommission muß eingeschaltet werden, soweit es sich um ein Pilotprojekt oder eine klinische Reihe handelt; die Einschaltung kann unterbleiben bei der Einzelbehandlung.

- Die medizinische Forschung am Menschen ist nach § 15 I MBO n. F. einer Ethikkommission zur Beratung vorzulegen. Diese Beratungspflicht ist vor Gericht angegriffen worden, wird aber mehrheitlich bejaht.[12]

Die epidemiologischen Studien gehörten bis zum Jahre 1997 zum Kreis der beratungspflichtigen Projekte. Nunmehr sollen die „rein epidemiologischen Studien" von der Vorlagepflicht befreit sein. Damit wird wohl der normalerweise geringeren Belastung des einzelnen durch epidemiologische Studien Rechnung getragen. Soweit jedoch die Studie die einzelne Person berührt, etwa im Bereich monogenetischer Erbkrankheiten, handelt es sich nicht mehr um eine „rein epidemiologische Studie", sondern die Person ist selbst betroffen. Nach dem Zweck der Anrufungsverpflichtung einer Ethikkommission sollte hier zum Schutz der Person die Vorlagepflicht bejaht werden.[13]

Jede mit einer gesteigerten Gefahr für den Patienten verbundene oder überhaupt mit der Einbeziehung eines Probanden in einen Versuch bestehende Gefahr verpflichtet *die Organisation zu* Kontrollmaßnahmen. Diese haben nicht nur abstrakt zu sein, etwa durch Dienstanweisungen reguliert zu werden, sondern machen auch eine konkrete Prüfung notwendig. Diese Prüfung kann durch eine Gruppe an der Institution erfolgen, als welche sich die Ethikkommission anbietet. Die Anrufungsverpflichtung ergibt sich aus institutionseigenen Regelungen. Die Institution sollte ein solches Gremium schaffen, um ihrer Organisationspflicht zu genügen.[14]

Fakultative Aufgabe. Auch soweit eine Anrufungspflicht der Ethikkommission nicht besteht, kann die Ethikkommission mit der Prüfung eines experimentellen medizinischen Vorgehens betraut werden. Vorausgesetzt ist freilich, daß sich aus den Kammergesetzen der Länder und den Ausführungssatzungen eine solche Zuständigkeit ergibt. Das ist insbesondere anzunehmen beim Einzelversuch, der von dem behandelnden Arzt einer Ethikkommission vorgelegt werden kann. Daß dies zulässig ist, ergibt sich aus dem auf Einzelversuche zugeschnittenen § 41 AMG. Nicht selten wird der Einzelversuch, weil eilig, von dem Vorsitzenden der Kommission vorab entschieden und nachher der Kommission vorgelegt. Jedenfalls sollte sich die Kommission der Begutachtung eines solchen Einzelversuchs nicht entziehen. Auch die Revidierte Deklaration von Helsinki deutet in diese Richtung. Die weiteren aus der Pflichtzuständigkeit der Ethikkommission herausfallenden Arzneimittelprüfungen sind hier gleichfalls zu nennen, nämlich die Anwendungsbeobachtung und die Therapieoptimierungsstudie. Beide können einer Ethikkommission vorgelegt werden, die sich der Prüfung nicht entziehen sollte.

Besondere Probleme bereiten die Minimalforschung und die Forschung an entnommenem menschlichen Material. Die den Menschen wenig berührenden Minimalforschungen sind nach dem Grundsatz *minima non curat praetor* nicht vorlagepflichtig. Man denke etwa an die Aufgabe, daß Schlaganfallopfer einen bestimmten Punkt fixieren sollen, was dann mit der Fixierung durch andere Versuchspersonen verglichen wird. Diese Minimalforschung ist gleichfalls vorlegungsfähig, aber nicht vorlegungspflichtig.

Die Forschung an entnommenem menschlichen Material hat in letzter Zeit eine erhebliche Rolle gespielt. Streng genommen handelt es sich dabei weder um eine biomedizinische Forschung *am* Menschen noch um eine Arzneimittelprüfung oder eine Gefahrsteigerung, welche die Verkehrspflicht auf den Plan ruft. Es handelt sich also nicht um eine Pflichtaufgabe der Ethikkommission. Dennoch werden Ethikkommissionen häufig mit solchen Anträgen befaßt, da Forschungsförderungseinrichtungen auf dem Plazet einer Ethikkommission bestehen. Auch hier gilt das vorher Gesagte: Die Ethikkommission kann sich mit dem Antrag befassen, wenn nach Landesrecht und ihrem Statut eine solche Zuständigkeit gegeben ist. Diese Zuständigkeit ergibt sich jedenfalls nicht aus der Vorlagepflicht des Forschers. Wenn freilich die Statuten eine solche Beurteilung zulassen, sollte sich die Ethikkommission dieser Aufgabe nicht entziehen. Das gilt etwa für Forschungen an entnommenem karzinomatösem Gewebe oder anderen menschlichen Gewebeteilen, die im Verlauf von medizinischen Eingriffen entnommen worden sind. Da ihre Verbindung zu dem Menschen nicht mehr besteht, handelt es sich nicht um eine biomedizinische Forschung am Menschen. Da diese Forschung jedoch, wenn auch in unterschiedlichem Grade, menschennah sein kann, ergibt sich eine mögliche fakultative Zuständigkeit der Ethikkommission. Dabei hat diese nicht etwa die rechtlichen Voraussetzungen der Trennung des Materials vom Menschen und ihrer Verwendung zu prüfen, wenn nicht die Entnahme schon zu Versuchszwecken erfolgt. Ist dies nicht der Fall, erfolgt also die Entnahme unter therapeutischen Gesichtspunkten, so wäre es eine allgemeine Rechtsberatung, eine Aufgabe, welche der Ethikkommission nicht zukommt.[15]

Fehlende Zuständigkeit der Ethikkommission. Die Ethikkommission hat eine Schutzaufgabe, welche nicht die wirkungsfremde Tätigkeit umfaßt. Soweit nicht der Schutz des Patienten und Probanden, die Beratung des Forschers und das Wahrnehmen der Interessen der Institution auf dem Spiele steht, ist eine Ethikkommission nicht aufgerufen zu entscheiden. Sie sollte die Entscheidung auch nicht an sich reißen. So wird immer wieder an Ethikkommissionen der Wunsch herangetragen, sich auch mit der

Finanzierung und dem Einfluß der Ausgaben für die klinische Forschung auf das öffentliche Gesundheitswesen zu befassen. Diese Aufgabe ist anderen Gremien zugewiesen. Nur dort, wo die Ausgaben der klinischen Forschung derartig sind, daß sie unter ethischem Aspekt bedenklich erscheinen, wird auch die Ethikkommission diese Frage mit berücksichtigen müssen. Ebensowenig wie finanzielle Erwägungen sollte die Ethikkommission jedenfalls grundsätzlich die hierarchische Struktur der Institution schützen. Ob also mit der Vorlage an die Ethikkommission eine Zustimmung des Abteilungsleiters zur klinischen Forschung mit vorgelegt werden muß, ist durchaus zweifelhaft. Normalerweise ist es nicht Aufgabe der Ethikkommission, die hierarchischen Strukturen der Klinik zu gewährleisten. Soweit allerdings das Interesse der Institution vor gefährlicher Forschung und dem dadurch verursachten negativen Image zur Debatte steht, könnte man hierin eine Aufgabe der Ethikkommission sehen. Desweiteren sind Ethikkommission nicht gehalten, die ausführlichen und ins einzelne gehenden Vorschriften der GCP-Vorschläge nachzuprüfen. Das ist die Aufgabe staatlicher Überwachungsstellen. Schließlich ist die Ethikkommission nicht verpflichtet und sollte sich auch nicht dazu hergeben, generellen ethischen oder rechtlichen Rat zu erteilen. Soweit es sich nicht um eine klinische Forschung am Menschen handelt oder der Ethikkommission nicht eine solche allgemeinere Aufgabe durch Gesetz oder Satzung zugewiesen ist, wird sie dann auf fremdem Gebiet tätig. Die Ethikkommission ist nicht ein allgemeiner Ombudsmann für ethische und rechtliche Fragen der Klinik. Nicht selten legen Ärzte und Institutsvorstände allgemeine rechtliche oder ethische Fragen der Behandlung oder der Entnahme von menschlichem Material der Ethikkommission vor und hoffen auf deren Rat und der Absicherung durch diesen Rat. Nach den bisherigen Grundlagen ist die Ethikkommission hierzu nicht berufen, wenn ihr diese Aufgabe nicht besonders durch die Gesetzgebung gestellt worden ist.[16]

b) Funktionen der Ausschußkontrolle

Die Aufgabe der Ethikkommissionen als positive Bewertung für die Arzneimittelprüfung, als Erfüllung einer Standespflicht und als Schutzgewährung gegen Körper- und Gesundheitsverletzungen in Großkliniken macht sich auch bei ihren Funktionen bemerkbar. In erster Linie ist die Ethikkommission dazu berufen, Patienten und Probanden vor gefährlicher oder überraschender Forschung zu bewahren.[17]

Zu diesem Zweck muß sie prüfen, ob die Aufklärung der Patienten und Probanden gesichert ist. Weiter hat sie darauf zu achten, daß die Belastung der Genannten auf das vertretbare Minimum beschränkt bleibt und daß gefährliche Versuche nicht oder nur mit außergewöhnlichen Sicherheitsvorkehrungen durchgeführt werden. Bisweilen muß die Kommission auch die Zahl der gefährlichen Experimente beschränken. Sie sollte überdies wiederholenden und wissenschaftlich nicht begründeten Versuchen entgegentreten. Sie hat darauf zu achten, daß Abbruchkriterien und individuelle Einschluß- und Ausschlußkriterien angegeben werden. Auch auf die notwendige Freiheit der Information ist gegenüber Publikationsklauseln zu achten. Schließlich ist auch das Ausscheiden aus der Studie ohne Nachteile und die Probandenversicherung zu gewährleisten.

Über die erste Aufgabe der Patienten- und Probandensicherung hinaus hat die Ethikkommission aber auch den Forscher zu schützen. Dieser soll einerseits davor bewahrt werden, im Drang nach Wahrheit die Grenzen des ethisch Zulässigen zu überschreiten.[18]

Andererseits sollte der Ausschuß den Forscher mit einem positiven Votum vor Angriffen von außen schützen. Schließlich und vielleicht nicht einmal zuletzt ist es Aufgabe der Ethikkommission, auch die Forschungseinrichtung vor den nachteiligen Folgen rechtlich und ethisch bedenklicher Forschung zu bewahren. Hierbei steht nicht nur einmal die mögliche Haftungsfolge im Vordergrund, sondern auch schon eine negative Publizität schadet der Institution. Dies sollte in die Überlegungen des Ausschusses einfließen.[19]

c) Verhältnis der Funktionen zueinander

Die Dreiteilung der Funktionen zeigt auch schon ihren Vorrang im einzelnen an. Der Schutz des Probanden und Patienten geht der Sorge um den Forscher und der Erhaltung des Images der Institution vor. Der Schutz des Patienten bedeutet allerdings nicht nur ein Unterlassen, also daß der Patient nicht an der Forschung beteiligt wird. Vielmehr kann es bei einem therapeutischen Versuch durchaus im Interesse des Patienten liegen, in den Versuch aufgenommen zu werden. Ein Beispiel für diese Abstufung zeigen Versuche mit möglicherweise Einwilligungsunfähigen, die schwer krank sind. Hier wird der Arzt vor die Frage gestellt, ob er den Patienten als einwilligungsfähig oder einwilligungsunfähig ansehen will, was ihn zur Verwendung verschiedener Formulare zwingen kann und möglicherweise vor ethische Probleme stellt. Die Sorge für den Arzt sollte dem Patientenwohl nicht vorgehen. Bei einer hochkarätigen Studie oder einem verzweifelten Krankheitsbild sollte das Wohl des Patienten überwiegen, an der Studie teilnehmen zu können.

d) Funktionen und Normen

Die Regelungen betonen jeweils unter anderem Zweckaspekt die einzelnen Funktionen. Das gibt den richtigen Ausgangspunkt für die Auslegung und Abgrenzung des Anwendungsbereichs der Norm. Insbesondere ob eine Ethikkommission angerufen werden muß oder angerufen werden kann, folgt aus dem Zusammenspiel der Normen und ihrer Funktionen. Hier sollen nur die wesentlichen Zwecke angegeben werden.

- Revidierte Deklaration von Helsinki: Der Schutz des Patienten oder Probanden steht im Vordergrund.
- AMG: Im Rahmen der Voraussetzungen für die Zulassung eines Arzneimittel sollen die Funktionen erfüllt werden.
- MPG: Bei eingreifenderen Medizinprodukten soll das Interesse des Probanden im Zusammenhang mit der Vorbereitung der CE-Kennzeichnung wahrgenommen werden.
- Musterberufsordnung: Die Anrufung einer Ethikkommission ist eine Standespflicht, die im Interesse der Patienten und Probanden, aber auch der Ärzte und der Ärzteschaft vorgesehen ist.
- § 823 BGB: Bei gegenüber normaler Behandlung erhöhter Gefahr für den Patienten oder Einbeziehung eines Probanden in den Versuch steht für die Organisations- und Verkehrssicherungspflicht der Schutz des Probanden und Patienten ganz im Vordergrund.

4. Bildung, Besetzung und Zuständigkeit von Ethikkommissionen

a) Bildung und Besetzung

Entwicklung. Schon vor der Revision der Deklaration von Helsinki im Jahre 1975 hat die DFG in Göttingen und Ulm an zwei Sonderforschungsbereichen versuchsweise Ethikkommissionen eingerichtet. Die Notwendigkeit der Bildung von Ethikkommissionen wurde durch die Forderung, daß der Forschungsplan einer Ethikkommission vorgelegen haben müsse, verstärkt, die von den Herausgebern der amerikanischen medizinischen Fachzeitschriften und der FDA erhoben wurde. Mittlerweile sind auf verschiedenen staatlichen Ebenen Vorschriften für die Bildung von Ethikkommissionen erlassen worden.

Der Bestand an Ethikkommissionen gibt ein buntes Bild ab. Während an allen Universitäten und allen Ärztekammern öffentlich-rechtliche Ethikkommissionen eingerichtet worden sind, gibt es solche auch für die Stadt Bremen und eine Reihe von allgemeinen Krankenhäusern, etwa die städtischen Kliniken in München. In der Nähe der amerikanischen sog. Institutional Review Boards (IRB) stehen auch noch die von Pharmaunternehmen, etwa zuletzt von Schering, gegründeten Kommissionen und solche bei Arzneimittelprüfinstituten. Davon unterscheiden sich die nicht IRB-ähnlichen selbstgegründeten Gremien, die sog. freien Ethikkommissionen. Bisweilen wird auch eine nichtstaatliche Ethikkommission von einer Kommission der Ärztekammer „adoptiert". Die Gutachten werden dann der Kammerkommission vorgelegt und von dieser akzeptiert. Damit handelt es sich um eine Bewertung durch die Kammerkommission, die auch die Verantwortung übernimmt.[20]

Das gilt allerdings nicht für die nicht seltene versehentliche Übernahme eines privaten Ethikkommissionsvotums durch eine öffentlich-rechtliche Kommission, die insbesondere durch geographische Angaben von Universitätsstädten in den Irrtum versetzt worden sind, es handele sich um eine Universitätskommission.[21]

Nach § 15 der Musterberufsordnung für Ärzte (MBO) sind Ethikkommissionen bei den Landesärztekammern und den medizinischen Fakultäten bzw. Hochschulen zu errichten.[22]

Ihre Einsetzung und Besetzung geschieht aufgrund einer Satzung, die ihrerseits ihre Ermächtigung in einem Landesgesetz findet. Diese Satzung ist durch die Ärztekammer, die Fakultät, den Senat, das Klinikdirektorium oder den Vorstand zu erlassen und den staatlichen Stellen zur Genehmigung vorzulegen. Die Kommissionen der Ärztekammern und der Universitäten stehen gleichberechtigt nebeneinander. Gelegentlich sind sie in Personalunion miteinander verbunden, etwa wenn die Ärztekammerkommission aus den Vorsitzenden der Fakultätskommissionen besteht. Bisweilen verzichten auch Universitäten und Großklinika bewußt darauf, die Kommission einzurichten, und verlassen sich auf die bei der Ärztekammer bestehende Kommission. Es ist zweifelhaft, ob sie damit ihrer Organisationspflicht nachkommen, jeden Forschungsplan auf dem Hintergrund der Gegebenheiten der Klinik zu prüfen. Sofern genügend Mitglieder des Großklinikums in der Ethikkommission der Ärztekammer vorhanden sind, mag dies noch ausreichen. Die Kommissionen können Unterkommissionen bilden oder sich in einzelne regional zuständige Teilkommissionen aufgliedern.

Besetzung. Wie eine rechtstatsächliche Untersuchung festgestellt hat, haben Ethikkommissionen zwischen 3 und 19 Mitgliedern, wobei sich die Angehörigenzahl hauptsächlich zwischen 5 und 7 bewegte. Nach Fächern aufgegliedert, sind die meisten Mediziner, wobei erstaunlich wenig Biometriker vorkommen. In zwei Dritteln der Kommissionen war ein Jurist Mitglied, in anderen Theologen und Philosophen. Pflegepersonal und Medizinstudenten waren nur selten vertreten.[23]

Ethikkommissionen sollen hauptsächlich den Zweck der Deklaration von Helsinki erfüllen, nämlich dem Forschungsprotokoll „consideration, comment and guidance" gewähren. Dazu sind hauptsächlich Fachleute, aber auch gebildete Laien in der Lage. Es ist deshalb zweckmäßig, wenigstens die Hälfte der Kommission mit Forschern verschiedener Richtungen zu besetzen und im übrigen medizinische Praktiker, Statistiker und Juristen vorzusehen. Der Jurist kann als Laie gelten, daneben sind aber noch andere mit der Forschung nicht eng verbundene Personen als Laien anzusehen. Das Laienelement soll nicht zu stark sein, denn es handelt sich nicht um ein Laiengeschworenengericht, sondern um eine Kontrollkommission, die einen Stachel durch einen Laien in der Seite braucht.

Nach dem Inkrafttreten der Neufassung des § 40 AMG im Jahre 1995 ist nunmehr auch für die Arzneimittelprüfung eine gesetzliche Grundlage der Ethikkommissionen gegeben. Sie müssen nach Landesrecht errichtet werden. Das Landesrecht wird für gewöhnlich in einem formellen Gesetz bestehen, kann aber auch in einer genehmigten Kammersatzung seinen Ausdruck finden. Sie enthält normalerweise Anweisungen zur Besetzung von Ethikkommissionen. Die übrigen Einzelheiten werden in einem Katalog des Landesrechts vorgegeben, der im allgemeinen den Ärztekammern und Fakultäten eine Satzungsgewalt gewährt.

b) Typen der institutionellen Ethikkommissionen

Wir unterscheiden mehrere typische Formen der Ethikkommissionen:

Vorstands- bzw. Kollegenkontrolle (Peer Review). Dieses Schlagwort bezeichnet die ursprüngliche Form der Kontrolle biomedizinischer Versuche.[24]

Die Überwachung durch Kollegen und durch den Vorstand der Klinik erscheint als erste und naheliegende Vorsichtsmaßnahme. Sie hat allerdings die Schwachstelle, daß die Kollegenkontrolle nicht selten aus Gründen der Gegenseitigkeit ineffektiv und die Überwachung durch den Vorstand oft zu vorsichtig und daher der Forschung abträglich ist.

Paritätische Kommission. In der Bundesrepublik werden gelegentlich nach einigen Grundmodellen der paritätischen Ausschußbesetzung an den Universitäten Assistenten und ärztliches Hilfspersonal in die Ethikkommissionen einbezogen. Die Erweiterung gegenüber der Kollegenkontrolle ist zu begrüßen. Jedoch sind diese Kommissionen zu sehr auf gegenwärtige akademische Organisationsstrukturen und nicht genug auf die zu prüfende Forschung ausgerichtet. Damit die Ethikkommission nicht den jeweiligen inneruniversitären Paritätenregelungen unterworfen ist, wird sie bisweilen auch nicht mehr als Kommission, sondern als Ethisches Komitee bezeichnet.

Übergreifende Kontrolle (Community Review). Dieser Ausdruck bezeichnet das heute vorherrschende Modell der Forschungskontrolle[25], in dem sowohl Forscher und Ärzte, also auch andere Personen, u. a. Juristen, Pfarrer und bisweilen Patienten, beteiligt sind. Sowohl in den USA als auch in den Richtlinien der Bundesärztekammer ist dieses Modell zugrundegelegt.

Gemischte Kommission (Fachleute- und Laienkommission). In Austra-
lien, Neuseeland, Dänemark und Hamburg zeigt sich eine neue Zusammensetzung der Ethikkommissionen. Danach haben etwa die Hälfte der
Kommissionsmitglieder Laien zu sein. Die reine Überwachungsfunktion
der Laien, die der Betriebsblindheit entgegenwirken soll, wird wohl einer
Art Schöffenmentalität weichen. Das hinter diesem System stehende Miß-
trauen gegen die Forscher ist unberechtigt: Erfahrungen mit bisherigen
Ethikkommissionen zeigen, daß die Ärzte oft mit dem Forschungsprogramm ihrer Kollegen schärfer ins Gericht gehen als Laien. Außerdem
sind Laien oft überfordert, wenn sie umfangreiche Forschungspläne, bisweilen auch noch in einer fremden Sprache, studieren sollen. Je mehr
Laien in einer Kommission sitzen, desto eher ist die Kommission auf aus-
wärtige Gutachter angewiesen. Auch kann sich leicht ein Element der
Politik in die Ethikkommission einschleichen. Vergessen wir nicht, die
medizinische Forschung soll nicht behindert oder überhaupt erstickt
werden, sondern es sollen ihr nur normale, international akzeptierte
Grenzen gezogen werden.

Hamburg hat nach einer erheblichen medizinkritischen Debatte die
Zusammensetzung der Ethikkommission durch Gesetz bestimmt[26],
§ 15d Abs. 1 Hamburgisches Ärztegesetz: Die Kommission besteht aus
15 Mitgliedern, von denen 7 Frauen und 7 Männer sein sollen; als 15.
Mitglied soll eine Frau oder ein Mann für jeweils 4 Jahre abwechselnd
berücksichtigt werden. Ihr gehören 8 Ärzte verschiedener Fachrichtun-
gen, davon ein in der klinischen Grundlagenforschung tätiger Wissenschaftler sowie ein Medizintechniker, zwei Juristen mit der Befähigung
zum Richteramt, ein Geistes- bzw. Sozialwissenschaftler, zwei Pflege-
kräfte und eine Person als Vertretung der Bevölkerung an. Der Vorsitzende der Kommission ist Arzt. Für die Mitglieder können Vertreter be-
nannt werden.

c) Satzungen für Ethikkommissionen

In den Landesgesetzen über die Errichtung von Ethikkommissionen sind
typischerweise nur die Aufgabengebiete bezeichnet; die Einzelregelung ist
der Ärztekammer bzw. der Universität durch Satzungsrecht überlassen.
Im allgemeinen sind es ganze Kataloge, welche der Gesetzgeber der Ethikkommission zur Satzungsregelung vorgegeben hat.[27] Ein Beispiel bildet
§ 6a des HeilberufsG des Landes Hessen (GVBl. 1994, 598):

§ 6a

(1) Die Ärztekammern errichten Ethikkommissionen durch Satzung und
regeln insbesondere:
1. Die Aufgaben der Ethikkommissionen,
2. ihre Zusammensetzung,
3. die Anforderungen an die Sachkunde, die Unabhängigkeit und die
Pflichten der Mitglieder;
4. die Zuständigkeit der Ethikkommission,
5. die Voraussetzungen für ihre Tätigkeit,
6. das Verfahren,
7. die Geschäftsführung,
8. die Aufgabe des Vorsitzenden,
9. die Kosten des Verfahrens,
10. die Entschädigung der Mitglieder.

(2) Die an den Medizinischen Fachbereichen gebildeten Ethikkommissionen können für den Hochschulbereich an die Stelle der Ethikkommissionen nach Absatz 1 treten.

Die Aufgaben der Satzung können unterschieden werden in technische
und substantielle. Zu den technischen gehört das Verfahren, also die Zusammensetzung, die Zuständigkeit bis zur Entschädigung der Mitglieder.
Im Mittelpunkt der substantiellen Fragen steht das Problem der Aufgabe
der Ethikkommissionen. Kernbereich der Ethikkommission ist die Beurteilung der klinischen Forschung am Menschen, sei es Arzneimittelprüfung,
sei es die Prüfung von Medizinprodukten, sei es die Grundlagenforschung
am Menschen.

Allerdings können die Aufgaben der Ethikkommissionen über die Beurteilung der klinischen Forschung am Menschen hinausreichen. Bei der
medizinischen Behandlung des Menschen, insbesondere im Kranken-
hausbetrieb, treten vielerlei Probleme auf, die sich als ethische qualifizie-
ren lassen. Will man der Ethikkommission die Zuständigkeit auch insoweit geben, so wird sie eine Art Ombudsmann für nichtmedizinische
Streitigkeiten im Krankenhaus, insbesondere zwischen Patient und Personal, aber möglicherweise auch innerhalb des Personals.

d) Zuständigkeiten

Persönliche Zuständigkeit. Die Ethikkommission ist nur für Ärzte zuständig, welche der Satzungsgewalt der Institution unterliegen. Die Ethikkommission ist also nur für Protokolle zuständig, die in ihrem Geschäftsbereich liegen. Das ergibt sich schon aus I. 2 der Revidierten Deklaration von Helsinki, die von *specially appointed committee* spricht. Die besondere Ernennung hat von einem Gremium auszugehen, für dessen Bereich die Ethikkommission tätig wird.

Da nur Ärzte eine Ethikkommission anrufen können, ist die persönliche Zuständigkeit nicht gegeben für Psychologen, Ingenieure usw. Auch Pharmafirmen unterliegen streng genommen nicht der Satzungsgewalt und sind deshalb als solche nicht antragsfähig.[28]

Die mangelnde Zuständigkeit für Pharmafirmen bedeutet nicht, daß nicht einzelne, in den Pharmafirmen tätige Ärzte den Antrag stellen könnten und stellen werden. Für sie ist die Ethikkommission zuständig. Allerdings nur diejenige, der sie zugeordnet sind. Wenn manche Ethikkommissionen Anträge von Pharmafirmen entgegennehmen, dann tun sie das im Hinblick auf den ärztlichen Antragsteller. Dieser wird in der Pharmafirma beschäftigt sein und der Ethikkommission unterworfen. Übrigens kann der Antragsteller an die Ethikkommission sich durch die Bitte um Beurteilung oder auf andere Weise, etwa durch ausdrückliche Übernahme, zur Zahlung der Gebühren und Auslagen verpflichten. Jedoch sollte die Möglichkeit, Gebühren und Auslagen zu bekommen, nicht dazu verleiten, Anträge von Pharmafirmen selbst als solche zu behandeln.[29]

Sachliche Zuständigkeit. Die Ethikkommissionen werden grundsätzlich öffentlich-rechtlich gebildet. Die Ärztekammern haben die Aufgabe, Ethikkommissionen zu errichten. Regelmäßig werden auch Ethikkommissionen von medizinischen Fachbereichen gebildet. Sie treten für den Hochschulbereich an die Stelle der Kammerkommissionen.[30]

Auch was die Zuständigkeit der Ärztekommission des gleichen Landes angeht, so gilt der Satz, daß die speziellere Zuständigkeit der generellen vorgeht. Die an den medizinischen Fakultäten und medizinischen Hochschulen gebildeten Ethikkommissionen sind also ausschließlich für ihren Lehrkörper und die dort tätigen Ärzte zuständig. Unklar und unsicher ist noch, ob dazu auch akademische Lehrkrankenhäuser in anderen Gebieten, möglicherweise sogar in anderen Bundesländern, und apl.- oder Honorarprofessoren gehören. Nach der Praxis werden Anträge aus Lehrkrankenhäusern und von apl.-Professoren von universitären Ethikkommissionen behandelt. Unklar und unsicher ist immer noch die Frage, ob eine gemischte Gruppe von Universitäts- und Kammerangehörigen (also etwa die von einer Universität gesteuerte Prüfung durch niedergelassene Ärzte) nur von einer oder von beiden Kommissionen beurteilt werden muß. Man wird wohl hier nach dem Schwerpunkt fragen, der regelmäßig bei der Universität liegen wird, wenn diese nicht nur Teilnehmer, sondern Ausrichter der Forschung ist.

Die hier genannten Probleme tauchen nicht auf, wenn Ärztekammer und Universität eine gemeinsame Kommission bilden oder wenn die Kammerkommission auch für die Universität zuständig ist. Das erste gilt für den Bereich der Ärztekammer Westfalen und der Universität Münster, ebenso für Rheinland-Pfalz und die Universität Mainz; das zweite trifft für die durch Gesetz errichtete Kommission der Hamburger Ärztekammer zu.[31]

Örtliche Zuständigkeit. Die institutionellen Ethikkommissionen sind nur für den Bereich ihrer Institution zuständig. Ihre positive oder negative Bewertung gilt grundsätzlich nicht für Personen an anderen Universitäten oder Ärzte, die anderen Kammern unterstehen. Freilich kann, je nach der Gesetzesbestimmung und ihrem Zweck, die Anrufung einer Ethikkommission auch für andere Bereiche genügen. So werden bei multizentrischen Studien die Voten anderer Ethikkommissionen grundsätzlich anerkannt, müssen aber noch in einem besonderen Verfahren nostrifiziert werden. Für die Prüfung von Medizinprodukten heißt es in § 17 Abs. 7 MPG, daß bei multizentrischen Studien ein Votum genügt. Das hat nur Auswirkung hinsichtlich der zu beantragenden CE-Kennzeichnung, nicht im sonstigen Bereich. Diese Bestimmung des Bundesrechts verdrängt nicht die Anforderungen der Berufsordnung, keinesfalls die gleichfalls im bundesrechtlichen Rang bestehenden Organisations- und Verkehrspflichten, welche gerade wegen der örtlichen Besonderheiten beachtet werden müssen.[32]

Es ist vorgesehen, in der 8. Novelle zum AMG zum einspurigen System der Ethikkommission überzugehen. Arzneimittelrechtlich soll dann nur noch die für den Forschungsleiter zuständige Ethikkommission die Zuständebewertung abgeben müssen. Auch insoweit bleibt es bei den Aufgaben der örtlichen Ethikkommissionen.[33]

Eine Ethikkommission darf also keinen Antrag eines Mitglieds einer anderen Universität oder einer anderen Ärztekammer entgegennehmen. Auch die Auswirkung des Bescheids der Ethikkommission ist zunächst örtlich begrenzt. Ohne daß der Bescheid im Bereich anderer Ethikkommissionen anerkannt wird, entfaltet er dort keine Wirkung. Das gilt jedenfalls, soweit das Kammerrecht und die Organisations- bzw. Verkehrspflicht betroffen ist.

Aus dem Vorhergehenden folgt, daß auch ausländische Beurteilungen im Inland zunächst keine Wirkung entfalten. Ethikkommissionen sind institutionalisiert: Sie beraten und beschließen nur für die Institution, der sie zugeordnet sind. Kraft ihrer besonderen lokalen Kenntnis kann diese Aufgabe nicht von einer auswärtigen, schon gar nicht von einer ausländischen Kommission übernommen werden. Soweit allerdings eine zentrale Begutachtung, wie die CE-Kennzeichnung, nach dem Medizinproduktegesetz in Betracht kommt, sind wohl Bescheide von Kommissionen mit Sitz in der EU gleichfalls anzuerkennen. Die Beschränkung des § 17 Abs. 7 MPG auf beim BfArm registrierte Kommissionen verstößt gegen europäisches Recht. Das gilt nicht nur für die völlige Nichtanerkennung nicht beim BfArm registrierter ausländischer Kommissionen. Mehr noch: Nach Art. 15 Abs. 3 der Richtlinie vom 2.7.1993 über Medizinprodukte ist die „zuständige" Ethikkommission zu befragen. Das Wort „zuständige" ist in den deutschen Gesetzestext nicht eingegangen. Zuständigkeit kann nicht Registrierung bei einer Bundesoberbehörde heißen, sondern heißt örtliche, sachliche und funktionelle Zuständigkeit zur Beurteilung der klinischen Prüfung vor Ort.[34]

5. Gegenstand, Art und Ergebnis der Prüfung

a) Gegenstand

Ethikkommissionen sind keine allzuständigen Kommissionen. Der Gegenstand und Umfang ihrer Prüfung ist begrenzt. Beide ergeben sich aus den Rechtsgrundlagen bzw. Aufgaben der Ethikkommissionen. Insbesondere ist schon von Beginn her zu betonen, daß es sich bei den Ethikkommissionen nicht um Forschungskommissionen in dem Sinn handelt, daß sie das wissenschaftliche Design umfassend prüfen oder, abgesehen von besonderen Ausnahmen, sich mit der Finanzierung der Forschung befassen.

Rechtliche Vorgaben. Die Ethikkommission hat davon auszugehen, daß die Forschung frei ist, Art. 5 Abs. 3 GG. Allerdings dürfen der Forschung Grenzen gezogen werden, welche auf den Rechten anderer basieren. Weitere rechtliche Vorgaben folgen aus dem AMG, insbesondere aus dem Verbot, medizinisch unvertretbare Forschungen zu erlauben, § 40 Abs. 1 AMG. Auch die allgemeinen Gesetze, wie das Strafgesetzbuch und das Bürgerliche Gesetzbuch, mit ihrem Schutz von Personen, also Patienten und Probanden, finden Anwendung. Als Beispiel sei hier der Placeboversuch genannt. Selbst wenn es wissenschaftlich von großem Interesse wäre, ein neues Heilmittel gegen ein Placebo zu testen, ist es nur unter dem Aspekt der medizinischen Vertretbarkeit und dem Schutze des Patienten und Dritter vor Körperverletzungen möglich.[35] Solange es eine Standardbehandlung gibt, darf diese nur bei geringeren Zuständen, etwa Kopfschmerz oder Schlaflosigkeit, zugunsten eines Placebos aufgegeben werden.

Auch die Zustimmung des Patienten kann unter rechtlichem Aspekt variieren. Unter Anwendung rechtlicher Gesichtspunkte gibt es die vorweggenommene Zustimmung, die etwa in einem *ludicidum intervallum* gegeben wird; auch die Zustimmung der Eltern oder eines Betreuers kommt in Betracht, ebenso wie eines Vertreters im Persönlichkeitsrecht.[36]

Auch die Zulassung der vermuteten Einwilligung bei Therapiestudien an Bewußtlosen oder sonst Einwilligungsunfähigen wird durch das Recht beeinflußt. Zwar erlaubt § 41 AMG eine Reihe von Heilversuchen mit Zustimmung des Betreuers oder sogar ohne Aufklärung und Einwilligung, wenn dies notwendig ist, um den Behandlungserfolg nicht zu gefährden. Jedoch ist § 41 AMG nicht auf vergleichende Therapiestudien ausgerichtet und deshalb nur dem Grundgedanken nach anwendbar. Auszugehen ist von § 683 BGB, wonach eine Geschäftsführung ohne Auftrag, und damit auch eine ärztliche, sogar eine versuchsweise Behandlung erfolgen darf, wenn sie im objektiv verstandenen Interesse und im subjektiv zu deutenden mutmaßlichen Willen des Patienten liegt. Um diesen Willen festzustellen, sind nahe Angehörige oder Personen seines Vertrauens zu befragen.[37]

Ethische Vorgaben. Auf das Verhältnis von Recht und Ethik kann hier nicht besonders eingegangen werden. Nach der berühmten Formel von Georg Jellinek wurde das Recht als „ethisches Minimum" bezeichnet. Daran sind heute Zweifel laut geworden. Heute nimmt man eher an, daß Ethik und Recht einander ergänzen und in einem Spannungsverhältnis stehen. Bisweilen kann sogar eine nach allgemeinen Rechtsgrundsätzen zulässige Maßnahme als unethisch erscheinen.[38]

Für die klinische Forschung gelten grundsätzlich die allgemeinen Regeln der medizinischen Ethik. Dabei gibt es individualethische Regeln, etwa das Gebot, Schaden vom Patienten fernzuhalten oder die sog. goldene Regel „Was Du nicht willst das man Dir tu, das füg auch keinem anderen zu". Sozialethische Grundsätze gebieten die Nichttäuschung und die Einholung des Einverständnisses des Patienten. Von statistischer Ethik wird gesprochen, wenn die Unsicherheit der kleinen Zahl negativ ins Gewicht fällt. Die Umstandsethik ist entscheidend, wenn im Verlauf des Versuchs eine sonst nicht einfach nachvollziehbare Entscheidung getroffen werden muß. Viele ethische Regeln sind in der Revidierten Deklaration von Helsinki niedergelegt worden. Auch die Deklaration von Lissabon des Weltärztebundes über die Rechte des Patienten von 1995 und das Menschenrechtsübereinkommen zur Biomedizin des Europarats (1996) sprechen solche Grundsätze aus.[39]

Vom Recht offen gelassene Fragen, aber auch möglicherweise nicht für die klinische Prüfung entschiedene Probleme, können unter ethischem Aspekt ergänzend oder sogar anders beurteilt werden. Das gilt etwa für die Fragen der vorweggenommenen oder vermuteten Einwilligung, welche unter ethischem Aspekt anders erscheinen können. Ganz deutlich wird das im Bereich der Versuche an älteren Jugendlichen, bei denen die Altersgrenze von 18 Jahren deutlich unterschritten werden kann.[40]

Wissenschaftliche Vorgaben. Es wird unterschiedlich beurteilt, inwieweit wissenschaftliche Fragestellungen der Prüfung durch die Ethikkommission unterliegen. Manche Ethikkommissionen prüfen die ganze Wissenschaftlichkeit bis in Einzelfragen hinein. Oft sind ihnen die Forscher für diese Prüfung durchaus dankbar. Andere Ethikkommissionen behaupten, nur rechtliche und ethische Fragen zu prüfen. § 40 Abs. 1 AMG macht zur Voraussetzung einer zustimmenden Bewertung die Einhaltung der Bedingungen in dem Katalog des § 40 Abs. 1 S. 1 AMG. Dort wird auch die medizinische Vertretbarkeit der Risiken und ein dem jeweiligen Stand der wissenschaftlichen Erkenntnisse entsprechender Prüfplan verlangt. Damit ist jedenfalls ein Teil der wissenschaftlichen Grundlegung des Forschungsvorhabens der Ethikkommission zur Beurteilung zugewiesen. Man wird wohl sagen können, daß ein wissenschaftlich nicht tragbarer Versuch auch unethisch ist. Ebenso dürfen Versuche, die ein unvertretbares Risiko für den Probanden oder Patienten beinhalten, nicht erlaubt werden. Hier hilft das Verbot, bedenkliche Arzneimittel in den Verkehr zu bringen, weiter. Nach § 5 Abs. 2 AMG sind Arzneimittel bedenklich, bei denen nach dem jeweiligen Stand der wissenschaftlichen Erkenntnisse der begründete Verdacht besteht, daß sie bei bestimmungsgemäßem Gebrauch schädliche Wirkungen haben, die über ein nach den Erkenntnissen der medizinischen Wissenschaft vertretbares Maß hinausgehen. Im allgemeinen wird es also vom Einzelfall abhängen, wie weit die Wissenschaftlichkeit des Forschungsprogramms von der Ethikkommission geprüft wird. Die am meisten befolgte Praxis ist diejenige, nicht Einzelfragen des wissenschaftlichen Designs aufzuwerfen, wohl aber Fragen grundsätzlicher Natur und Probleme der Statistik. Auch wird man sagen können, daß ein Versuchsplan mit erheblichem wissenschaftlichen Defizit von der Ethikkommission nicht erlaubt werden sollte. Andererseits ist sie nicht verpflichtet, Einzelfragen des wissenschaftlichen Designs nachzuspüren.

b) Zeit der Beurteilung durch die Ethikkommission

Die Ethikkommission wird nur auf Antrag tätig. Das bedeutet nicht, daß sie nicht auf einen Hinweis von außerhalb den Forscher zur Vorlage eines Antrags auffordern kann. Der Antrag sollte vor Beginn der klinischen

Prüfung gestellt werden, obwohl auch nachträgliche Beurteilungen aus-
nahmsweise zulässig sind, wenn die rechtzeitige Vorlage verständlicher-
weise nicht erfolgt ist und nunmehr ein Bedürfnis für die Prüfung besteht, etwa weil das Ergebnis der Studie veröffentlicht werden soll.

Prüfung der Studie vor Beginn. Regelmäßig erfolgt die Vorlage an die
Ethikkommission durch den Forscher vor Beginn der Studie. Das positive Votum der Ethikkommission soll dem Forscher das Startsignal für die
Studie geben. Bei Bedenken soll der Forschungsplan noch einmal überprüft werden. Die Ablehnung des Forschungsplans soll zu der Unterlas-
sung der vorgesehenen Forschung, jedenfalls arzneimittelrechtlich, zur
Mitteilung an die Bundesoberbehörde Anlaß geben, § 40 Abs. 1 AMG. Das
alles spricht für die Vorlage vor Beginn der Prüfung. So sagt auch § 40
Abs. 1 AMG „Die klinische Prüfung eines Arzneimittels darf beim Menschen ... nur begonnen werden, wenn diese zuvor von einer nach Landesrecht gebildeten unabhängigen Ethikkommission zustimmend bewertet
worden ist".[41]

Befassung während des Versuchs. Die Ethikkommission kann auch während des Laufs der Studie die Bewertung erneuern. Das geschieht jedoch
nicht nach gewissen Zeitabläufen, in den USA hingegen etwa nach einem
Jahr. Vielmehr ist Voraussetzung, daß die Ethikkommission selbst eine
Nachprüfung im ersten Bescheid vorgesehen hat. Auch kann es sein, daß
andere Ereignisse eine erneute Bewertung erforderlich machen. Dazu gehören etwa Mitteilungen über Versuchszwischenfälle oder auch die hohe
Zahl von Prüfungen in einer Abteilung, welche Anlaß zur Überprüfung
gibt.

***Unterrichtung über schwerwiegende oder unerwartete unerwünschte Er-
eignisse.*** Nach § 40 Abs. 1 AMG ist die Ethikkommission über alle
schwerwiegenden oder unerwarteten unerwünschten Ereignisse, die
während der Studie auftreten und die Sicherheit der Studienteilnehmer
oder die Durchführung der Studie beeinträchtigen könnten, zu unterrichten. Mit dieser Formulierung ist ein Teil der Good Clinical Practice Note
for Guidance der EU übernommen worden.[42]
   Diese Nebenwirkungen sind nach § 7 Abs. 1 S. 2 KlinPrüfV wie folgt zu
verstehen: „Schwerwiegende unerwünschte Ereignisse sind solche, bei denen Gewißheit oder der begründete Verdacht besteht, daß durch sie das
Leben bedroht oder die Gesundheit schwer oder dauernd geschädigt
wird, bei denen die Möglichkeit besteht, daß sie den Tod zur Folge haben,

lebensbedrohlich sind, eine maligne Erkrankung verursachen, angeborene Mißbildungen hervorrufen, bleibende Schäden verursachen oder eine Einweisung in ein Krankenhaus oder eine Verlängerung des Aufenthalts erforderlich machen. Unerwartete unerwünschte Ereignisse sind solche, die nach Art und Schwere bei der vorgesehenen Dosierung im Prüfplan nicht aufgeführt sind."

Die Unterrichtung gibt der Kommission die Gelegenheit, den Forschungsplan erneut zu bewerten. Voraussetzung ist freilich, daß die schwerwiegenden oder unerwarteten unerwünschten Ereignisse der bisherigen Bewertung die Grundlage entziehen. Das ergibt sich z. T. schon daraus, daß unerwartete unerwünschte Ereignisse solche sind, die nach Art und Schwere im Prüfplan nicht aufgeführt sind. Mit der Unterrichtungspflicht ist die Verkehrssicherungspflicht der Ethikkommission angesprochen. Ethikkommissionen haben nicht nur eine initiale Zustimmung zu erteilen, sondern auch die klinische Prüfung zu begleiten. Insbesondere sind Nebenwirkungen, die im Zuständigkeitsbereich einer Ethikkommission stattfinden, dieser mitzuteilen. Soweit sie im Zuständigkeitsbereich einer anderen Ethikkommission, etwa im Ausland, aufgetreten sind, besteht gleichfalls eine Unterrichtungspflicht. Es genügt jedoch, daß der führenden oder koordinierenden Ethikkommission zunächst Mitteilung gemacht wird. Diese wird sich mit der Kausalität und der Bedeutung der Meldung auseinandersetzen und je nach Bedarf die angeschlossenen Ethikkommissionen unterrichten.

c) Formelles Ergebnis

Begutachtung. Nach der Revidierten Deklaration von Helsinki hat der Ethikkommission der Prüfplan *for consideration, comment and guidance* vorgelegt zu werden. Damit ist im wesentlichen eine Begutachtung ausgesprochen. Ebenso verlangt § 15 der MBO, daß der Arzt sich vor Durchführung klinischer Versuche am Menschen durch eine bei der Ärztekammer oder einer bei einer medizinischen Fakultät gebildeten Ethikkommission über die mit dem Vorhaben verbundenen berufsethischen und berufsrechtlichen Fragen beraten lassen muß.[43]

Zustimmende Bewertung/Stellungnahme. Nach § 40 Abs. 1 AMG bzw. nach § 17 Abs. 6 MPG hat eine positive Stellungnahme der Ethikkommission abgegeben zu werden. Soweit keine zustimmende Bewertung vorliegt, darf mit der klinischen Prüfung erst begonnen werden, wenn die zuständige Bundesoberbehörde nicht innerhalb von 60 Tagen nach Eingang der Unterlagen bzw. nach Anzeige widersprochen hat. Nach § 17 Abs. 6 MPG hat die zuständige Behörde eine negative Entscheidung auf Gründe der öffentlichen Gesundheit oder der öffentlichen Ordnung zu stützen. Damit stellt sich auch die Frage, ob das Votum der Ethikkommission, sei es positiv, sei es negativ, als Verwaltungsakt anzusehen ist.[44]

Erlaubnis bzw. keine Bedenken. Institutionelle Ethikkommissionen haben auch eine Verkehrssicherungspflicht zu erfüllen. Diese Aufgabe ist ihnen von der Institution im Wege der Ausübung der Organisationsbefugnis übertragen worden. Je nach dem Recht der Institution ist diese Erlaubnis eine reine Begutachtung, eine positive Bewertung oder eine echte Erlaubnis. Unter dem Aspekt der Verkehrspflicht wird man die echte Erlaubnis vorzuziehen haben.[45]

Die Verkehrspflicht ist geradezu dazu geschaffen, gefährliche oder wegen der erheblichen wissenschaftlichen Zweifel unangebrachte Versuche zu verhindern. Die Klinik hat die Aufgabe, durch konkrete Maßnahmen klinische Versuche am Menschen zu überprüfen. Dieser Aufgabe entledigt sie sich durch die Einrichtung von besonderen Kommissionen, hier fast stets Ethikkommissionen. Wenn die Ethikkommission erhebliche Zweifel an der Zulässigkeit des Versuchs hat, sollte sie nicht nur negativ votieren, sondern auch den Klinikvorstand von ihrem Votum informieren. Sofern ihr nicht eine Weisungsbefugnis erteilt worden ist, was selten sein wird, hat dann der Kliniksvorstand den Versuch zu untersagen.

d) Materielles Ergebnis

Uneingeschränkte positive Bewertung. Vielen Forschungsprojekten erteilt die Ethikkommission das Prädikat *nihil obstat*. Die positive Bewertung braucht nicht begründet zu werden.[46]

Das Fehlen der Begründung bei positiven Entscheidungen hat auch Nachteile. Das gilt besonders für multizentrische Studien, bei denen die später befaßte Ethikkommission die Gründe für die positive Bewertung nicht erfahren kann. Sofern arzneimittelrechtlich nur die für den Prüfungsleiter zuständige Kommission ihr Votum gegenüber der Bundesbehörde abgibt, sollte gleichfalls eine Begründung beigegeben werden. Das ist schon deswegen notwendig, weil bei einer multizentrischen Studie die im Innenverhältnis beteiligten anderen Ethikkommissionen die Erwägungen der federführenden Kommission nachvollziehen sollen. So sagt auch die GCP-Richtlinie 1.7 „The ethics committee should give its oponion and advice in writing within a reasonable time limit, clearly identifying the trial ... and the date of review".

Die Begründung positiver Entscheidungen würde die Arbeitslast der Ethikkommissionen erheblich erhöhen. Die Folge der Begründungspflicht wäre wahrscheinlich eine Verselbständigung der Kommission mit wenigstens einem hauptberuflichen Vorsitzenden. Dazu ist die Zeit noch nicht reif.[47]

Beschränkt positives Votum. Die Ethikkommission kann die zustimmende Bewertung auf Teile der Versuche einschränken. Ein bekanntes Beispiel ist der Versuch an Patienten, die entweder selbst ihre Zustimmung geben können oder bei denen nur eine mutmaßliche Zustimmung in Betracht kommt. Ethikkommissionen haben gelegentlich dann die positive Bewertung auf die einwilligungsfähigen Probanden beschränkt. Die Beschränkung der positiven Bewertung bedarf in ihrem negativen Teil der Begründung. Das gilt jedenfalls, soweit die Beschränkungen nicht nur Äußerlichkeiten betreffen. In dem angegebenen Beispielsfall können sie jedoch bis zu 50% der Teilnehmer vom Versuch ausschließen. Die Notwendigkeit der Begründung ergibt sich daraus, daß negative Voten begründet werden müssen. Angesichts der vom Grundgesetz garantierten Freiheit der Wissenschaft bedarf die Einschränkung der Darlegung. Diese Ansicht wird auch von Nr. 1.7 der Richtlinie über *Good Clinical Practice* unterstützt, die ausdrücklich davon spricht, daß das Ethikkomitee seine Ansicht und seinen Rat schriftlich erteilen soll.

Bedingungen und Auflagen. Die positive Bewertung kann von Bedingungen abhängig gemacht oder mit Auflagen verbunden werden. Dabei ist der Unterschied zwischen Bedingungen und Auflagen wohl dahin zu definieren, daß von der Erfüllung der Bedingung die Wirksamkeit der positiven Bewertung abhängt. Dagegen wirken Auflagen nicht aufschiebend, sondern geben möglicherweise einen Grund zur Rücknahme der positiven Bewertung.

BEDINGUNGEN. Sofern das Forschungsprotokoll nur in einzelnen Beziehungen nicht den Voraussetzungen entspricht, kann schon jetzt durch die Ethikkommission eine positive Bewertung abgegeben werden, die jedoch von der Erfüllung der Bedingungen abhängig ist. Solche Bedingungen sind etwa eine Umformulierung der Aufklärung, die Vorlage einer bislang nur in einer fremden Sprache mitgeteilten Aufklärung in Deutsch, der

Abschluß einer Versicherung oder die Einschränkung von Teilnehmern bzw. die Hinzufügung von Abbruchsgründen. Die Ethikkommission sollte darauf achten, daß als Bedingungen nur diejenigen Erwägungen erscheinen, welche wesentlich für die positive Bewertung sind. Ob die Bedingung erfüllt worden ist, sollte der Ethikkommission mitgeteilt werden. Diese sollte von der Erfüllung der Bedingung Kenntnis nehmen, jedenfalls durch ein Mitglied oder den Vorsitzenden. Im Zweifelsfalle sollte dieser die mögliche Erfüllung der Bedingung zum Gegenstand der Beratung der Ethikkommission machen.

AUFLAGEN. Die Ethikkommission möchte ein positives Votum abgeben und zu gleicher Zeit den Beginn der Studie nicht verzögern. Oft vertraut sie auch darauf, daß die von ihr geforderten zusätzlichen Teile freiwillig und unkompliziert beigebracht werden können. Dann sollte keine die Wirksamkeit aufschiebende Bedingung, sondern nur eine Auflage gemacht werden. Als Beispiel dient etwa der Versicherungsnachweis oder kleinere Änderungen in der Patienteninformation. Auch die Erfüllung der Auflage sollte der Kommission oder jedenfalls ihrem Vorsitzenden mitgeteilt werden. Wird die Auflage jedoch nicht erfüllt, sollte die Ethikkommission wiederum mit dem Antrag befaßt werden. Sie sollte den Antragsteller auffordern, die Auflage nunmehr zu erfüllen. Kommt er dieser Aufforderung nicht nach, sollte die Ethikkommission sich erneut mit dem Antrag befassen. Wegen Nichterfüllung der Auflage kann dann auch das positive Votum zurückgenommen werden.

6. Verfahren vor der Ethikkommission

Angesichts der Vielzahl der Regelungen des Verfahrens vor der Ethikkommission können hier nur Grundsätze wiedergegeben werden. Sie sind z. T. durch den Arbeitskreis medizinischer Ethikkommissionen in der Bundesrepublik Deutschland festgelegt worden.[48]

Das Verfahren vor der Ethikkommission sollte den Prinzipien über den Rechtsgang folgen und dabei die Grundregeln des Prozeßrechts sowie des Verwaltungsverfahrensgesetzes berücksichtigen.[49] Die wesentlichen Punkte sind die folgenden.

a) Zuständigkeit

Die Ethikkommission ist nur für Protokolle zuständig, die in ihrem Geschäftsbereich liegen. Das ergibt sich schon aus I. 2. der Revidierten Deklaration von Helsinki, die von *specially appointed committee* spricht. Die besondere Ernennung hat von einem Gremium auszugehen, für dessen Bereich die Ethikkommission tätig wird. Die medizinischen Fakultäten sind für Versuche an ihren Kliniken und Laboratorien und solche durch ihre Mitglieder zuständig. Die Kommissionen der Ärztekammern haben die Befugnis, über alle anderen Versuche zu gutachten. Dabei ist stets vorausgesetzt, daß der Antragsteller Mitglied der Landesärztekammer ist, an die er sich wendet. Für Versuche im Ausland ist grundsätzlich die Ethikkommission am Ort der Prüfung zuständig. Fehlt es an einer solchen Ethikkommission, kann bei persönlicher Zuständigkeit eine inländische Kommission angerufen werden.[50]

Die landesrechtliche Regelung der Ethikkommission setzt der Zuständigkeit eine weitere Grenze: Die nach Landesrecht zuständige Ethikkommission kann nur Versuche in ihrem Land oder durch die bei ihr akkreditierten Forscher prüfen.[51] Soweit es sich jedoch um multizentrische Studien handelt, genügt für die Vorlage beim BfArm das Votum der für den Leiter der klinischen Prüfung zuständigen Ethik-Kommission. Auch Art. 5 Nr. 2 des Vorschlags der RiLi für klinische Prüfungen mit

Humanarzneimitteln sieht vor, daß zusätzlich eine Stellungnahme der Ethik-Kommission für jede Prüfstelle zu den Einrichtungen und Möglichkeiten der betreffenden Stelle im Hinblick auf die vorgeschlagene klinische Prüfung vorgesehen werden kann. Dies ist in Deutschland durch Landes- und Satzungsrecht bereits geschehen.

b) Verfahren

Parteibetrieb. Die Ethikkommission wird nur auf Antrag tätig. Wenn der Antrag zurückgenommen wird, ist ihre Tätigkeit beendet.

Berichterstatter. Die Ethikkommission kann einen Berichterstatter ernennen. Er wendet sich den ihm übertragenen Sachen in besonderem Maße zu und trägt sie dem Rest der Kommission vor. So können auch Vorarbeiten einer anderen Gutachterkommission behandelt werden.

Rechtliches Gehör. Der Antragsteller ist auf Bedenken gegenüber seinem Antrag hinzuweisen und ihm muß Gelegenheit zur Erwiderung gegeben werden. Vor einer Ablehnung wird regelmäßig eine mündliche Anhörung ratsam sein.

Zeitlich angemessene Behandlung. Die Ethikkommission muß zügig über den Antrag entscheiden. Forscher und Auftraggeber haben ein Recht, innerhalb von wenigstens 6 Wochen zu erfahren, woran sie sind.[52]

Sprache des Antrags. Die Beratungen und Entscheidungen der Ethikkommission ergehen in deutscher Sprache. Zur Erleichterung der Antragstellung bei multinationalen Studien werden jedoch von vielen Ethikkommissionen auch englische oder französische Forschungspläne entgegengenommen. Der eigentliche Antrag, in welchem auf den Forschungsplan Bezug genommen wird, hat jedoch in Deutsch formuliert zu werden. Auch der Aufklärungsbogen und die Zustimmungserklärung sind in deutscher Sprache abzufassen.

Beratung. Die Beratung innerhalb der Ethikkommission kann schriftlich oder mündlich erfolgen.[53+54]

Ausschluß von der Mitwirkung. Der Antragsteller und seine Mitarbeiter sind von der Beratung über den Antrag ausgeschlossen. Ebenso sollte ein

Mitglied nicht mitwirken, wenn es der Sache oder der Person des Antragstellers gegenüber befangen ist. Der Antragsteller kann ein derartig befangenes Mitglied ablehnen.

Quorum. Wenigstens die Hälfte der Mitglieder der Ethikkommission muß mitwirken, wenn der Ausschuß entscheidungsbefugt sein soll.

Mehrheit. Die Kommission entscheidet mit einfacher Mehrheit.

Vertraulichkeit. Forscher stehen nicht selten in Konkurrenz zueinander. Aus diesem Grunde kann man von ihnen eine offene Mitwirkung an dem Verfahren nur dann erwarten, wenn Vertraulichkeit gewährleistet ist.

Mitteilung der Entscheidung. Die Entscheidung erlangt nur Außenwirkung, wenn sie dem Antragsteller mitgeteilt wird.

c) Entscheidung der Ethikkommission

Entscheidung. Die Kommission kann den Antrag entweder zustimmend bewerten oder ablehnen. Damit erfüllt sie ihre Aufgabe im Rahmen des § 40 Abs. 1 AMG und berät zu gleicher Zeit den Arzt als Standesaufgabe. Soweit es sich um eine Kommission bei einem Großklinikum handelt, die den Forschungsplan konkret auf Gefahren für die Patienten durchsieht, ist die Ablehnung sogar verbindlich.[55]

Begründung der Entscheidung. Ablehnende Entscheidungen bzw. Bedenken gegen vorliegende Anträge sind mit einer Begründung zu versehen. Zustimmende Entscheidungen werden nur begründet, wenn es, wie etwa in Bremen, ausdrücklich vorgeschrieben ist.[56]
Es sollte angestrebt werden, daß auch in Deutschland die Regel der EG über *Good Clinical Practice* eingehalten wird: „The Ethics Committee should be asked to give its opinion and advice in writing" (1. 5 Good clinical practice for trials on medicinal products in the European Community). Sofern arzneimittelrechtlich nur die für den Prüfungsleiter zuständige Kommission ihr Votum gegenüber der Bundesoberbehörde abgibt, sollte gleichfalls eine Begründung beigegeben werden. Das erklärt sich schon daraus, daß bei einer multizentrischen Studie die im Innenverhältnis beteiligten anderen Ethikkommissionen die Erwägungen der federführenden Kommission nachvollziehen können sollen.

Ebenso heißt es in Art. 4 Nr. 3 des Vorschlags einer RiLi für klinische Prüfungen mit Humanarzneimitteln: „Die schriftliche Stellungnahme der Ethik-Kommission wird ... schriftlich vorgelegt."

Inhalt der Entscheidung. Nach § 40 AMG hat bei Arzneimittelprüfungen die Ethikkommission eine Bewertung abzugeben, die eine zustimmende oder nicht zustimmende sein kann. Der Inhalt der Entscheidung stellt vor verschiedene juristische Fragen.

BEDINGUNGEN. Die zustimmende Bewertung kann von Bedingungen abhängig gemacht werden, welche der Antragsteller zu erfüllen hat, bevor die zustimmende Bewertung wirksam wird. Im Interesse eines ungestörten Geschäftsverkehrs sollte die zustimmende Bewertung erst nach Erfüllung der Bedingungen gegeben werden, damit die Bundesoberbehörde nicht nachzuforschen braucht.

AUFLAGEN. Auflagen sind Verpflichtungen, welche dem Antragsteller auferlegt werden, aber die Wirksamkeit der zustimmenden Bewertung nicht berühren. Im Kollegenkreis wird bisweilen mit Recht darauf vertraut, daß Auflagen, etwa das Beibringen einer genügenden Probandenversicherung, erfüllt werden. Auch hier sollte, um der Bundesoberbehörde die Arbeit zu erleichtern, von Auflagen sparsam Gebrauch gemacht werden und diese in die Begründung und nicht in den Tenor der Entscheidung aufgenommen werden.

VERWALTUNGSAKT. Solange der Bescheid der Ethikkommission rein beratenden Charakter hatte bzw. durch ihn die Verkehrssicherungsaufgabe der Klinik erfüllt wurde, lag wohl noch kein Verwaltungsakt vor. Nunmehr ist, jedenfalls für Arzneimittelprüfungen, die „zustimmende Bewertung" der Ethikkommission wesentlicher Teil des Verfahrens. Fehlt es an ihr, so kann die Bundesoberbehörde innerhalb von 60 Tagen widersprechen. Dann hat die klinische Prüfung zu unterbleiben.

Nach der gängigen Definition des Verwaltungsaktes, nämlich daß es sich um eine Einzelregelung eines öffentlich-rechtlichen Verhältnisses mit Außenwirkung handelt[57], wird man nicht umhinkommen, in der zustimmenden oder ablehnenden Bewertung durch die Ethikkommission einen Verwaltungsakt zu sehen. Jedenfalls gilt das für die Bewertung, welche der Bundesoberbehörde mitgeteilt wird. Bei einer multizentrischen Studie erlassen die Kommissionen, welche der federführenden Kommission zuarbeiten, wohl keine Verwaltungsakte, da es an der Außenwirkung fehlt. Soweit es sich um einen Verwaltungsakt handelt, sind Rechtsbehelfsbelehrung und Rechtsweg gegeben.[58]

Mitteilung der Entscheidung der Ethikkommission an die Probanden. Ethikkommissionen haben unterschiedlich darauf reagiert, daß in Aufklärungsbögen auf ihre zustimmende Bewertung hingewiesen worden ist. Manche haben daran Anstoß genommen[59] und darin eine unerlaubte Beeinflussung gesehen, andere haben diese Tatsache für mitteilenswert gehalten. Sie sollte auch zur Gewohnheit und auf die Dauer zur Pflicht werden. Durch die Mitteilung der Prüfung von seiten der Ethikkommission bekommt der Proband oder Patient Kenntnis von einer Stelle, an die er sich im Falle von Beschwerden wenden kann. Hier eröffnet sich ein neues Feld des Probandenschutzes durch die Kommissionen.

Mitteilung des Sponsors an die Probanden. Die Probanden können auch erfahren, daß hinter einer Studie ein Sponsor steht, der die Studie in Auftrag gegeben hat. Das geschieht bislang schon häufig nebenbei dadurch, daß auf den Aufklärungsformularen der Name der untersuchenden Firma auftaucht. Ist der Proband jedoch offenbar daran interessiert zu erfahren, für wen die Untersuchung sein soll, etwa bei Forschungen im Bereich des Umweltschutzes oder des Zivilschutzes, so gehört die Mitteilung zur Erfüllung der Aufklärungspflicht. Diese richtet sich nach den Erwartungen des Probanden, soweit sie erkennbar sind. So steht zu erwarten, daß Ethikkommissionen häufiger das Interesse der Probanden dadurch wahrnehmen, daß sie verlangen, den Sponsor bekanntzugeben.

d) Unterrichtung über unerwünschte Ereignisse und Nachprüfung

Im Regelfalle verläßt sich die Ethikkommission darauf, daß der ihr vorgelegte Forschungsplan im wesentlichen beibehalten wird und die von ihr gemachten Auflagen erfüllt werden. Eine automatische Wiedervorlage nach einer bestimmten Zeit ist nicht vorgesehen. Jedoch kann die Kommission die Auflage machen, daß ihr Bericht erstattet wird. Dazu kann sie auch den Forschungsleiter bzw. seine Mitarbeiter laden. Zu Überraschungsbesuchen ist sie grundsätzlich nicht befugt.

§ 40 Abs. 1 AMG weist den Ethikkommissionen eine weitere Aufgabe zu. Über alle schwerwiegenden oder unerwarteten unerwünschten Ereignisse, die während der Studie auftreten und die die Sicherheit der Studi-

enteilnehmer oder die Durchführung der Studie beeinträchtigen könnten, muß die Ethikkommission unterrichtet werden. Bislang hatte die
Ethikkommission nur eine Anfangskontrolle, d. h. sie diskutierte und be-
wertete den Prüfplan, überwachte aber regelmäßig nicht den Fortgang
der Prüfung. Änderungen des Prüfplans waren ihr freilich mitzuteilen.
Mit der jetzt vom Gesetz vorgesehenen Unterrichtung über schwerwiegende oder erwartete unerwünschte Ereignisse ist es allein nicht getan.
Die zuständige Kommission wird diese Mitteilungen nicht abheften dürfen, sondern sie wird Folgerungen aus dieser Unterrichtung zu ziehen haben. Das bedeutet nicht, daß jede Mitteilung zu einer völligen Neubefas-
sung der Ethikkommission mit dem Antrag führt. Vielmehr werden Me-
chanismen geschaffen werden müssen, wonach der Vorsitzende oder ein
Beauftragter festzustellen hat, ob die Ereignisse kausal auf die klinische
Forschung zurückzuführen sind. Ist dies der Fall und handelt es sich nicht
nur um vereinzelte Vorkommnisse, dann wird die Ethikkommission sich
mit dem Forschungsprotokoll erneut befassen müssen. Die Folgerungen
reichen von der Bestätigung des Protokolls über die Auflage von Verände-
rungen bis zur Rücknahme der zustimmenden Bewertung.[60]

Was schwerwiegende oder unerwartete unerwünschte Ereignisse sind,
ist in § 7 KlinPrüfV definiert (vgl, a. S. 46). Es handelt sich hierbei wohl
um die Vorfälle, die bislang in multizentrischen Studien von einem *serious events committee* geprüft worden sind. In der Literatur werden genannt
Ereignisse mit Todesfolge, lebensbedrohliche Ereignisse bei Patienten
oder Probanden, die Notwendigkeit stationärer Behandlung bei Teilnahme an einer ambulanten klinischen Prüfung, eine dauernde Behinderung,
eine Krebserkrankung, Mißbildungen sowie Folgen von Überdosierun-
gen. Unerwartet erscheinen alle Ereignisse, die im Prüfplan nicht berührt
und deshalb auch von der Ethikkommission nicht beraten worden sind.
Die Sicherheit der Studienteilnehmer ist dann beeinträchtigt, wenn eine
erneute Risiko-Nutzen-Abwägung erforderlich ist.[61]

Die geplante Einführung einer federführenden Kommission mit Ver-
tretungsbefugnis im Außenverhältnis wird die Mitteilung von unerwünschten und unerwarteten Ereignissen kanalisieren. Nur an diese
Kommission hat dann die Mitteilung zu gehen. Soweit sich freilich der
Vorfall im Bereich einer anderen angeschlossenen Ethikkommission ab-
gespielt hat, wird die federführende Kommission der anderen Ethikkommission Nachricht zu geben haben. Diese hat dann eventuell auf dem Hintergrund der ihr bekannten Verhältnisse neu zu beraten, die federführende Kommission zu verständigen und in Erfüllung ihrer Verkehrssicherungspflicht eventuell den Versuch an ihrem Klinikum zu beenden.

e) Verantwortung und Aufsicht

Sobald es um die Verantwortung einer Ethikkommission oder die Aufsicht über die Arbeit einer Ethikkommission geht, teilen sich die Geister. Private Ethikkommissionen, die sich ihrer Unabhängigkeit rühmen und die Fachkompetenz sogar für eine „medical layperson" (z. B. die Ehefrau des Inhabers) in Anspruch nehmen, weisen jede Verantwortung weit von sich. So heißt es, daß das Gutachten „rechtlich unverbindlich" sei. Eine so wichtige Aussage wie die positive Bewertung eines Prüfplans am Menschen kann jedoch nicht rechtlich unverbindlich sein. Sie greift in grundgesetzlich geschützte Positionen der Versuchsperson ein und unterstützt bzw. fördert eine Forschung, die im Falle ihrer Gefährlichkeit auch mit ihren Auswirkungen auf den Förderer zurückfällt.

Soweit die Ethikkommission zum staatlichen Forschungsbereich gehört oder von den Ärztekammern errichtet worden ist, erscheint sie öffentlich-rechtlich organisiert. Sie ist unabhängig, untersteht aber der Aufsicht.[62] Neben der Aufsichtskontrolle steht der Rechtsweg zu den Verwaltungsgerichten offen.[63]

Die Aufsicht wird von der Leitung der Institution ausgeübt, der die Kommission zugeordnet ist. So kann das zuständige Aufsichtsorgan (Präsident, Minister) fehlerhafte Entscheidungen eines an einer medizinischen Fakultät bestehenden Ausschusses aufheben oder ihn anweisen, über einen Antrag zu beschließen. Allerdings steht es dem Aufsichtsorgan nicht frei, an Stelle der Ethikkommission selbst zu entscheiden.

f) Rechtsmittel gegen Entscheidungen der Ethikkommission

Ethikkommissionen sind Ausübung öffentlicher Gewalt. Nach Art. 19 Abs. 4 GG steht jedermann, der durch die öffentliche Gewalt in seinen Rechten verletzt wird, der Rechtsweg offen. Deshalb sind auch die Bescheide der Ethikkommissionen, die nicht als Verwaltungsakte anzusehen sind, vor Gericht angreifbar, also etwa die Entschließung einer nicht federführenden Kommission. Der Rechtsweg führt hier zu den Verwaltungsgerichten, § 40 VWGO. Soweit es sich um einen Verwaltungsakt handelt, wie er jedenfalls von dem Gremium erlassen wird, dessen Bewertung der Bundesoberbehörde vorgelegt wird, kommt als Klageform die Anfechtungsklage in Betracht. Soweit es keine Verwaltungsakte sind, sind andere Rechtsmittel angezeigt, nämlich die Feststellungsklage und die einfache Leistungsklage. Vorausgesetzt ist freilich stets, daß der Antragsteller in seinen Rechten verletzt ist, § 42 Abs. 2 VWGO.

Gründe für das Einschreiten der Aufsichtsbehörde und den verwaltungsgerichtlichen Rechtsschutz können sein, daß ein Antrag nicht behandelt, über Gebühr verzögert oder offensichtlich fehlerhaft beschieden worden ist. Dabei hat eine Ethikkommission materiell einen erheblichen Beurteilungsspielraum. Nur bei wesentlichen Verfahrensmängeln und bei gravierenden materiellen Fehlern, nämlich Rechtsfehlern, groben Fehlern im ethischen Bereich und Willkür können die Aufsichtsbehörde und die Verwaltungsgerichte eingreifen.[64]

g) Unterkommissionen

In letzter Zeit haben Ethikkommissionen Unterkommissionen gebildet oder mehrere Ethikkommissionen haben sich zu einer Gesamtkommission zusammengeschlossen, sind aber zur Beurteilung selbständig ermächtigt. Bisweilen ist auch die Unterkommission bis auf eine Person, im allgemeinen den Vorsitzenden, reduziert worden. Solche Unterkommissionen sind zulässig, wenn nicht eine Befassung der ganzen Kommission angezeigt erscheint. Wird ein neues Forschungsprojekt vorgelegt, das noch von keiner anderen Kommission begutachtet worden ist, ist stets die volle Kommission zur Prüfung aufgerufen. Dieses gilt allerdings nur, sofern die vollen Kommissionen sich nicht zu einer Gesamtkommission zusammengeschlossen haben. Dann genügt die Stellungnahme der einzelnen vollen Kommissionen. Bei den Unterkommissionen bzw. der Einpersonenkommission ist die Ermächtigung zur Bildung in der Satzung vorzusehen. Zu gleicher Zeit sind die Aufgaben dieser Vorschaltprüfung vorzusehen. Sie kommen im allgemeinen in doppelter Beziehung vor.

Übernahme von Entscheidung anderer Kommissionen. Hat schon eine andere Kommission, insbesondere die Masterkommission den Forschungsplan geprüft, so bedarf es nur einer oberflächlichen Prüfung, insbesondere im Hinblick auf die lokalen Gegebenheiten durch die Kommission oder eine Unterkommission. Ist diese der Überzeugung, daß die ganze Kommission damit befaßt werden sollte, ist die Sache der ganzen Kommission vorzulegen. Negative Voten kann nur die Gesamtkommission abgeben. Von dem positiven Votum der Unterkommission ist die Gesamtkommission zu unterrichten. Sie kann die Sache jederzeit neu aufrollen und an sich ziehen. Man nennt dies im anderen Bereich das *Exquaturver-*

fahren. Den Gegensatz dazu bildet die *révision au fonds*, bei dem eine völlige Überprüfung erfolgt.

Schwerwiegende Nebenwirkungen. Die Mitteilungen sog. *adverse events* ist häufig, kann insbesondere bei multizentrischen Studien in anderen Zentren aufgetreten sein und würde bei Befassung der vollen Kommission diese zeitlich überlasten. Daher kann es in der Satzung vorgesehen werden, daß die schwerwiegenden Nebenwirkungen zunächst einer Unterkommission oder dem Vorsitzenden der Kommission vorgelegt werden. Dort erfolgt dann die Prüfung darauf, ob die ganze Kommission mit der Nebenwirkung befaßt werden soll, was insbesondere in Betracht kommt, wenn sich die Meldungen häufen oder die Nebenwirkungen im eigenen Bereich entstanden sind. Die Unterkommission bzw. der Vorsitzende kann die bisherige Haltung der Ethikkommission nicht ändern. Eine Veränderung ist vielmehr Angelegenheit der vollen Kommission.

7. Multizentrische Studien

Anerkennung des positiven Entscheids einer anderen Kommission. Das System der institutionellen Ethikkommissionen ist auf spezielle Versuchsreihen ausgerichtet. Für multizentrische und multinationale Studien muß deshalb ein erleichterter Weg gefunden werden. Er liegt darin, daß einmal für eine Studie, die in mehr als einem Zuständigkeitsbereich in der Bundesrepublik durchgeführt wird, eine hauptzuständige Kommission ermittelt wird. Nach den Verfahrensgrundsätzen der Arbeitsgemeinschaft der öffentlich-rechtlichen Ethikkommissionen ist dies die Kommission, welche für den Hauptforschungsleiter zuständig ist. Ist den anderen Kommissionen, in deren Wirkungsgebiet die aktuellen Versuche stattfinden, Mitteilung zu machen? Wenn ja, haben diese Kommissionen die Pflicht oder nur die Möglichkeit, den Forschungsplan noch einmal zu überprüfen, oder sind sie an die erste Entscheidung gebunden?

Heute wird regelmäßig angenommen, daß bei multizentrischen Studien, die in andere Länder herüberreichen, der dort zuständigen Ethikkommission Mitteilung zu machen ist. Das gilt nicht, wenn es sich um eine Untersuchung im selben Lande handelt, etwa eine Universitätskommission dem Forschungsleiter „grünes Licht" gegeben hat und nunmehr die Untersuchungen bei niedergelassenen Ärzten stattfinden. Gegenüber dem BfArm genügt jetzt bei einer multizentrischen Studie das Votum der für den Leiter der klinischen Prüfung zuständigen Ethik-Kommission.

Die Vorlage einer unbegründeten positiven Stellungnahme einer anderen Ethikkommission hilft der neuen Kommission wenig. Dem Ausschuß bleiben zwei Möglichkeiten, die im internationalen Recht bekannt sind: Entweder unternimmt er nur eine oberflächliche Prüfung (Exequaturverfahren), die nur bei gravierenden Bedenken in das volle Verfahren übergeht, oder eine vollständige Prüfung (révision au fonds), wonach stets unabhängig von der ersten Stellungnahme erneut geprüft wird. Im Interesse der zügigen Behandlung und der Anerkennung einmal niedergelegter Entscheidungen ist der Weg des Exequatur vorzuziehen.

Hat aber nicht vielleicht die Stellungnahme einer öffentlich-rechtlichen Ethikkommission, jedenfalls soweit sie positiv ist, bindende Wirkung? Die

Bindungswirkung wäre leichter zu bejahen, wenn man aus einer Begründung erfahren könnte, was Gegenstand der Prüfung durch die Ethikkommission gewesen ist. Hat die zweite Kommission nur einzelne Punkte zu beanstanden, etwa den Umfang der Aufklärung oder eine weitere invasive Untersuchung, die der zweiten Kommission nicht notwendig erscheint, wäre es wichtig zu wissen, ob die erste Kommission sich damit schon befaßt hat. Solange positive Bescheide meist nicht begründet werden, wird man eine bindende Wirkung der Entscheidung am Ort des Hauptforschungsleiters nicht annehmen können. Die Exequaturwirkung ist aber schon eine erhebliche Hilfe. Außerdem werden bei länger dauernden multizentrischen Studien im allgemeinen Begleitkommissionen eingesetzt, die sich mit den Ethikkommissionen vor Ort in Verbindung setzen können.

In der vorgesehenen Verordnung nach § 40 Abs. 5 AMG sollen die Aufgaben und Verantwortungsbereiche der Personen, welche die klinische Prüfung kontrollieren, näher bestimmt werden. Vorgesehen ist hier, daß der oberen Bundesbehörde nur eine Bewertung durch die Ethikkommission vorgelegt werden soll, welche für den Forschungsleiter zuständig ist. Diese enorm praktikable Regelung, die noch dadurch verstärkt wird, daß die Bundesoberbehörde nur unbedingte und nicht mit Auflagen belastete Bescheide entgegennehmen wird, bereitet für die Praxis der Ethikkommissionen erhebliche Schwierigkeiten. Insbesondere droht die Gefahr, daß der Schutz der Patienten und Probanden zu kurz kommt. Deshalb wäre es gut, wenn hier ein Innen- und Außenverhältnis unterschieden würde. Gegenüber der Bundesoberbehörde wird nur eine Ethikkommission tätig, die gewissermaßen die Geschäftsführung für alle betroffenen Ethikkommissionen übernimmt. Daß mehrere Ethikkommissionen befragt werden müssen, ergibt sich bereits aus dem Gesetzeswortlaut, denn § 40 Abs. 1 Nr. 6 spricht von den „Voten der Ethikkommissionen", eine sicherlich bewußte Benutzung des Plurals.

Die Aufteilung in ein Außen- und Innenverhältnis hätte verschiedene Vorteile. Einmal würden alle Ethikkommissionen gegenüber der Bundesoberbehörde eine gemeinsame Stellung beziehen. Zweitens bleiben insbesondere die Ethikkommissionen an den Großkliniken nach wie vor prüfungsverpflichtet, was den Schutz der Patienten und Probanden gewährleistet. Drittens wird auf die Dauer eine gewisse Einheitlichkeit der Beurteilung durch die Verpflichtung zur Zusammenarbeit hergestellt werden. Die Zusammenarbeit zwischen der führenden Kommission und den lokalen Kommissionen wird durch Art. 5 des Vorschlags der RiLi der EU für die klinischen Prüfungen mit Arzneimitteln eröffnet.

Medizinproduktegesetz. § 17 MPG sagt lakonisch: „Bei multizentrischen Studien genügt ein Votum". Diese Norm, welche ein *outsourcing* oder eine Privatisierung der Prüfung durch eine Ethikkommission erlaubt, erleichtert das Zulassungsverfahren. Ob es Patienten und Probanden genügend Schutz gewährt, ist eher zweifelhaft. Außerdem ist diese Ausnahmebestimmung des § 17 MPG eng auszulegen. Sie berührt nicht die Verpflichtung nach dem Standesrecht und die Notwendigkeit, im Wege der Erfüllung einer Verkehrs- und Organisationspflicht das konkrete Forschungsprogramm durch eine Ethikkommission an der Institution prüfen zu lassen. Man wird diese Bestimmung jedoch dahin auffassen müssen, daß auch hier eine federführende Kommission im Außenverhältnis sich mit den anderen zuständigen Kommissionen im Innenverhältnis berät. Im übrigen sollte die unglückliche Bestimmung des § 17 Abs. 6 MPG der Regelung des § 40 Abs. 1 AMG angepaßt werden.[65]

Diese Forderung ist auch zu erheben, wenn, wie vorgesehen, durch die 8. Novelle zum AMG die Zuständigkeit der Ethikkommission des Forschungsleiters bestimmt werden sollte. Auch angesichts der Tatsache, daß eine Ethikkommission fernab vom Prüfungsort ihr Plazet geben kann, beunruhigt um so mehr, als die von der oberen Bundesbehörde akzeptierte Verfahrensordnung einer freien Ethikkommission den Satz enthält: „Das Gutachten ... ist rechtlich unverbindlich".

Unterkommissionen bzw. Vorentscheidung. Bei der Übernahme schon an anderer Stelle, insbesondere von der Masterkommission geprüfter Forschungsprojekte, wird nicht selten eine kleine Unterkommission oder ein Einzelprüfer, meistens der Vorsitzende, eingeschaltet. Diese prüfen den Forschungsplan und die Vorentscheidung. Fällt die Prüfung positiv aus, so berichten sie darüber kursorisch der Kommission, welche davon zustimmend Kenntnis nehmen oder die Prüfung ganz an sich ziehen kann. Bei Bedenken der Unterkommission oder des Einzelprüfers bzw. bei schwerwiegenden Fragen wird das ganze Protokoll der Ethikkommission vorgelegt. Voraussetzung der Bildung von Unterkommissionen oder der Befassung von Einzelpersonen, insbesondere des Vorsitzenden, mit solchen übernommenen Protokollen ist freilich eine Bestimmung in der Satzung.

8. Multinationale Studien

Klinische Prüfungen, die zu gleicher Zeit an Zentren in verschiedenen Ländern vorgenommen werden, sind dem Grunde nach multizentrische Studien. Ihre Akzentuierung erfolgt nur dadurch, daß die Zentren in verschiedenen Ländern angesiedelt sind, wobei sich im einzelnen Land mehrere Zentren befinden können. Die Problematik liegt hier einmal darin, daß die nationalen Rechte unterschiedliche Voraussetzungen für die klinische Prüfung vorsehen können; manche Rechte sind strenger, andere sind zuvorkommender. Das gilt etwa für die sog. Placeboversuche, die in einzelnen Ländern aus Gründen der wissenschaftlichen Klarheit auch im Bereich nicht nur banaler Erkrankungen und Symptome zugelassen sind. Hier ist eindeutig festzustellen, daß die Ethikkommission stets das an ihrem Sitz geltende Recht und die hier geltenden vorherrschenden ethischen Anschauungen anzuwenden hat. Das gilt auch, wenn die führende Kommission im Ausland angesiedelt ist. Eine Ausnahme kann vielleicht insoweit bestehen, wenn es am Ort der klinischen Prüfung im Ausland keine Ethikkommission gibt und deshalb die Ortsanschauung zugrundezulegen ist. Über die Zuständigkeit der Ethikkommission am Ort des klinischen Prüfers, wenn die klinische Prüfung in einem anderen Land durchgeführt werden soll, das keine Ethikkommissionen kennt, war schon die Rede.

Die Übernahme des Votums einer ausländischen Kommission bei multizentrischen Studien ist heute eher die Ausnahme. Das gilt deswegen, weil die von der ausländischen Ethikkommission zugrundegelegten Vorschriften und Ansichten abweichen können. Es ist jedoch zu erwarten, daß im Rahmen der EU auch die Voten ausländischer Ethikkommissionen wie die inländischer zu behandeln sind. Dann könnte vorgesehen sein, ist aber nicht notwendig, daß eine kleine Kommission oder eine Einzelperson diese Sache prüft und der vollen Ethikkommission Bericht erstattet.

9. Haftung und Versicherung

a) Haftung für die Ethikkommission

Der Träger der Ethikkommission muß für eigene Pflichtverletzungen einstehen, wenn er entweder einen solchen Ausschuß nicht einrichtet[66], nicht richtig organisiert hat oder nicht überwacht.[67]

Sofern die Kommission, wie regelmäßig an staatlichen Einrichtungen, öffentlich-rechtlich organisiert ist, haftet die Institution für eine schuldhafte Verletzung der Amtspflicht durch die Mitglieder des Ausschusses, Art. 34 GG, § 839 BGB.[68]

Grundlage einer Schadensersatzpflicht des Trägers der Ethikkommission ist die Verkehrspflicht, die sich daraus ergibt, daß Institutionen medizinische Forschung am Menschen organisieren oder zulassen und daher die zur Vermeidung der damit einhergehenden Gefahren für Patienten oder Probanden gering zu halten gezwungen sind.[69]

Die Haftung ist janusköpfig: Es ist sowohl der verletzten Versuchsperson der ihr entstandene Schaden abzunehmen, als auch dem durch Zurückweisung, Verzögerung oder Verletzung der Vertraulichkeit unberechtigt geschädigten Forscher Ausgleich zu gewähren. Die Rechtsgüter der Versuchsperson, nämlich Leben, Körper, Gesundheit und Freiheit, sind grundgesetzlich und vom Zivil- und Strafrecht geschützt. Der Forscher hat einmal das ihm subjektiv zustehende Recht auf Forschungsfreiheit (Art. 5 Abs. 3 GG) und außerdem ein Persönlichkeitsrecht an dem Forschungsplan. Wird eines dieser Rechte schuldhaft verletzt, so ist die Staatshaftung gegeben.[70]

Ein Ausschluß der Haftung im Landesgesetz, in der Satzung, im Bescheid oder durch Vereinbarung ist nicht wirksam.[71] Ein Landesgesetz kann die bundesrechtlich angeordnete Haftung ebensowenig beschränken wie eine Satzung oder ein Bescheid. Die Vereinbarung mit den Patienten oder Probanden würde gegen das AGB-Gesetz und die europäische Richtlinie betreffend unangemessene Vertragsklauseln verstoßen.

b) Judikatur zur Haftung

Die Träger von Ethikkommissionen sind bislang nur im Ausland auf
Schadensersatz in Anspruch genommen worden. Die beiden führenden
Entscheidungen sollen hier mitgeteilt werden.

Weiss v. Solomon, Cour Supérieur de Québec v. 23.2.1989, 48 C.C.L.T.
280: Am Jewish General Hospital war ein Patient am Auge operiert worden. Sein Arzt bat ihn, an einem mit der Operation nicht verbundenen
Versuch teilzunehmen, bei dem die Wirkung ophtalmologischer Trop-
fen geprüft werden sollte. Der Forschungsplan war bereits vom „hospital's research committee" gebilligt worden. Der Patient bekam die Trop-
fen und bei der Injektion von Fluorescin für die Angiographie kolla-
bierte er und starb an Kammerflimmern. Der Klage der Witwe und
Kinder gegen den Arzt und das Krankenhaus wurde stattgegeben. Die
Haftung des Krankenhauses ergab sich unter anderem daraus, daß dem
research committee gravierende Fehler unterlaufen waren, nämlich
fehlende Hinweise auf das Risiko einer Fluorescenzangiographie in der
Aufklärung, ungenaue Einschlußkriterien, also, daß Patienten mit bekannten Herzbeschwerden auszuscheiden hatten und daß das Experi-
ment in einem Raum stattfand, der für Wiederbelebungsmaßnahmen
nicht ausgerüstet war.

Green v. Matheson (1989) 3 NZLR 564: Im Jahre 1996 erlaubte das
Hospital Medical Committee der Frauenklinik einen Versuch mit einem Cervical Carcinoma in situ an Patientinnen unter 35 Jahren, bei
denen sich ein Karzinom selbst noch nicht entwickelt hatte, sondern
nur Vorzeichen vorlagen. Die klagende Patientin wurde nicht darüber
aufgeklärt, daß sie an einem Versuch teilnahm. Erst im Jahre 1985, als
ein Karzinom diagnostiziert wurde, kam es zur Operation. Der Court of
Appeal erlaubt die Klage für exemplary damages, obwohl inzwischen
eine öffentlich-rechtliche Versicherung des Behandlungszwischenfalls
in Kraft getreten war.

c) Haftung der Mitglieder der Ethikkommission
und ihre Versicherung

Der Dienstherr kann im Falle grober Fahrlässigkeit bei den Mitgliedern
der Ethikkommission Regreß nehmen, Art. 34 S. 2 GG. Da regelmäßig nur
bei groben Fehlern ein Ersatzanspruch gegen den Träger geltend gemacht

werden wird, mag der Rückgriff eher die Regel als die Ausnahme sein. Sofern eine Ethikkommission Gutachter hört, sind diese allerdings selbst haftbar. Sie haben jedoch, soweit sie ohne oder gegen unzureichendes Entgelt tätig werden, bei leichter Fahrlässigkeit einen Freistellungsanspruch analog arbeitsrechtlichen Grundsätzen.[72]

Es ist zweckmäßig, für die Mitglieder einer Ethikkommission eine kombinierte Haftpflichtversicherung abzuschließen, die nicht nur den Körperschaden, sondern auch den möglicherweise viel größeren reinen Vermögensschaden des Forschungsleiters umfaßt. Das geschieht am besten dadurch, daß die Haftpflichtversicherung den an dieser Stelle möglichen Vermögensschaden als Körperschaden fingiert versichert.

Ein Anspruch des Auftraggebers einer Studie oder Arzneimittelprüfung gegen die Ethikkommission kommt nur unter besonderen Umständen in Betracht. Das Recht am Gewerbebetrieb ist nach § 823 Abs. 1 BGB nur gegen betriebsbezogene Eingriffe geschützt. Sie werden nur bei Willkür oder unvertretbarer Verzögerung gegeben sein. Im übrigen hat die Ethikkommission nicht die allgemeine Aufgabe, Vermögenswerte des Sponsors zu schützen. Der Schutz von Persönlichkeitsgütern des Forschungsleiters ist jedoch der Ethikkommission anvertraut, wie ein Blick auf ihre Funktionen zeigt.

In den Vereinigten Staaten von Amerika sind schon Mitglieder von IRBs und Ethikkommissionen von Probanden verklagt worden. In einem Prozeß ist bereits im Wege des Vergleichs eine Schadensregulierung erfolgt.[73]

Auch in Deutschland sind Prozesse zwischen Opfern von Forschungsunfällen und in ihren Rechten verletzten Forschern einerseits und Trägern von Ethikkommissionen andererseits denkbar. Damit wird dann auch der Rückgriff ebenso möglich. Das zivile Haftungsrisiko ist wegen des Ersteintrittes der Trägerkörperschaft gering und leicht durch die kombinierte Haftpflichtversicherung zu decken. Das Haftungsrisiko sollte also grundsätzlich niemanden abschrecken, an einer Ethikkommission mitzuwirken.

d) Strafrechtliche Verantwortlichkeit der Mitglieder von Ethikkommissionen

Nicht ausgeschlossen ist auch bei kriminellem Leichtsinn gegenüber dem Probanden eine strafrechtliche Haftung der Mitglieder der Ethikkommissionen. Gleichgültig, wie die beratende Ethikkommission ihre Aufgabe versteht, so wirkt sie an der Gestaltung der von ihr zugelassenen Forschung mit.[74]

Kriminelle Gefährdungen nicht zu verhindern, sondern eventuell gar durch ein Unbedenklichkeitszeugnis Wirklichkeit werden zu lassen, setzt die Kommissionsmitglieder strafrechtlicher Verfolgung wegen Körperverletzung u. a. aus.[75] Obwohl sie selbst nicht Hand an den Probanden legen, so können sie doch wegen psychischer Beihilfe oder fahrlässiger Täterschaft haftbar sein.[76]

Wenn also eine amerikanische Kommission den ihr seinerzeit vorgelegten folgenden Versuchsplan nicht angehalten hätte, wäre ein Strafverfahren möglich gewesen: Ein Anästhesist beabsichtigte, den Rettungswagen unter einem Vorwand zu bestellen und kurz bevor dieser ankam, den Probanden zum Atemstillstand zu bringen, um zu sehen, ob Notarzt oder Rettungspfleger den Patienten schnell genug wiederbelebten. Das war ein grausames Spiel mit Leben und Gesundheit, das die Ethikkommission untersagt hat.

Um die Verantwortung der Mitglieder der Ethikkommission festzuhalten, ist es notwendig, daß Anwesenheitslisten geführt werden, welche den aktuellen Stand der Anwesenheit bei der Diskussion und der eventuellen Abstimmung festhalten. Die Abstimmung sollte vermerkt werden. Bei besonders riskanten Versuchen sollte der Überstimmte darauf bestehen, daß sein Name unter den ablehnenden Stimmen ausdrücklich erwähnt wird.

10. Gebühren und Auslagen

Geld und Ethik vertragen sich schlecht. Dennoch werden, angestoßen von den sog. freien Ethikkommissionen und eingeführt von den Ärztekammern und neuerdings auch von Ministerien gefordert, Gebühren und Auslagen erhoben. In ihrer Höhe variieren sie außerordentlich. Sie sind auch z. T. danach gestaffelt, ob es sich um eine Hauptprüfung einer Masterkommission oder eine Nachfolgeprüfung handelt. Manche Kommissionen, die sich hauptsächlich mit Arzneimittelprüfungen befassen, unterscheiden auch nach den einzelnen Phasen der klinischen Prüfung. Im Ganzen ist das Recht der Gebühren und Auslagen noch wenig durchsichtig. Die Arbeitsgemeinschaft der Ethikkommissionen veranstaltet im Augenblick dazu eine Erhebung. Der Gesetzgeber hat, falsch beraten, sogar zur Voraussetzung der Beratung durch eine Ethikkommission bezüglich Medizinprodukten verlangt, daß in der Verfahrensordnung „eine angemessene Vergütung aufgeführt" ist. Nimmt man § 17 Abs. 7 MPG beim Wort, so darf eine Registrierung nicht erfolgen, wenn eine Kommission nicht eine „angemessene Vergütung" verlangt. Das ist Übermaß und wahrscheinlich verfassungswidrig, weil es die Freiheit der Forschung beeinträchtigt. Für Arzneimittelprüfungen gilt diese Bestimmung jedoch nicht.

a) Gebühren

Eine Gebühr ist ein Entgelt für ein besonderes Tätigwerden der Verwaltung. Die Prüfung und Bescheidung eines Antrags an eine Ethikkommission ist eine solche Tätigkeit der Verwaltung. Grundsätzlich können also Gebühren erhoben werden; Entgelte sind auch prinzipiell Gebühren.[77]

Die Gebühr wird durch einen Verwaltungsakt festgesetzt, der belastend ist. Nach dem Grundsatz der Gesetzmäßigkeit der Verwaltung muß die Gebühr auf ein Gesetz zurückzuführen sein. Das bedeutet, daß angefangen von den Gesetzen der Länder, in denen Ethikkommissionen errichtet worden sind, bis zu den Satzungen und besonderen Gebührensatzungen der rechtsstaatliche Weg eingehalten werden muß. Die Satzung und auch die Gebührensatzung sind also auf dem Dienstweg dem Ministerium vorzulegen und genehmigen zu lassen.

Der Schuldner der Gebühr ist der Antragsteller. Wer Antragsteller ist, ergibt sich im allgemeinen aus der Satzung. Regelmäßig ist das der klinische Forscher. Für Universitätskommissionen ist dies sogar ausnahmslos der Fall, da Pharmafirmen nicht Mitglieder der Korporationen sind. Dennoch ist es möglich, daß Pharmafirmen für den klinischen Forscher eine Gebührenübernahmeerklärung abgeben. Wenn dieses erfolgt, sind sie selber Gebührenschuldner.[78]

Im Bereich universitärer Ethikkommissionen wird für gewöhnlich der Kollegialität Rechnung getragen. Anträge von Universitätsangehörigen, die nicht unterstützt durch eine Pharmafirma u. ä. eine Forschung durchführen, werden regelmäßig nicht mit Gebühren belastet. Das ist keine Ungleichbehandlung, sondern zeigt nur, daß die Kommission ihnen gegenüber eine Dienstaufgabe erfüllt.

Die Gebühren werden bisweilen so ausgestaltet, daß eine Deckung der Aufwendungen für die Ethikkommission erfolgt. Dieses Argument wird insbesondere von den Landesärztekammern vorgetragen, welche allgemeine Mittel für Ethikkommissionen einzusetzen nicht für vertretbar halten. Im Bereich universitärer Ethikkommissionen sollte jedoch das Deckungsprinzip schon deswegen keine Anwendung finden, weil die Gebühren nicht für rein universitären Forschungsvorhaben verlangt werden.

Die Nichterhebung bzw. Niederschlagung von Gebühren ist in Gebührenordnungen vorgesehen. Sie sollte insbesondere gegenüber aus tatsächlichen Gründen eher unterfinanzierten Studien erfolgen. Man könnte auch erwägen, daß bei der Arzneimittelprüfung an sog. *orphan drugs* nur geringere oder gar keine Gebühren erhoben werden. Das soll ein Anreiz zur Forschung auf einem Gebiet sein, das aus wirtschaftlichen Gründen für die Industrie nicht interessant sein kann. In Wirklichkeit kommt man damit den Kranken in diesem Bereich entgegen.

b) Auslagen

Auslagen sind keine Gebühren. Das Tätigwerden der Verwaltung, das in der Gebühr vergolten wird, darf nicht als Auslage kaschiert werden. Vielmehr sind Auslagen nur Aufwendungen, welche die Ethikkommission konkret für dieses Vorhaben gemacht hat. Dazu gehören etwa die Beschäftigung einer Sekretärin, Porti, Reisekosten auswärtiger Mitglieder und anteilige Aufwandsentschädigungen für die Mitglieder der Ethikkommission. Auch die Aufwendungen für die Befassung eines Sachverständigen sind hierher zu rechnen. Die Aufwendungen können auch pauschaliert werden, was sich schon daraus ergibt, daß Reisekosten und Aufwandsentschädigungen nicht für eine Einzelprüfung, sondern für eine Vielzahl von Prüfungen gezahlt werden. Immer müssen aber die Aufwendungen konkret in einem Verhältnis zur beantragten Prüfung stehen. Bei der Erhebung von Gebühren werden im allgemeinen die Auslagen in die Gebühren aufgenommen. Das ermöglicht eine leichtere Pauschalierung. Es ist aber nicht notwendig, bei der Gebührenerhebung auf den Auslagenersatz zu verzichten. Freilich sollten dann die Gebühren so festgesetzt werden, daß sie nicht durch die Doppelung von Gebühr und Auslage unangemessen erscheinen.

III. Erläuterungen zum Antragsformular, zum Statut und zum Prüfvertrag

1. Antragsformular mit Erläuterungen

1. Titel des Projektes:
Angabe der Studienleitung
Angabe der Zahl der in die Studie aufgenommenen Patienten/Probanden

2. Ärztliche Mitarbeiter
a) Projektleiter (Titel, Position, klinische Tätigkeit, Department/Abteilung/Sektion)
b) Mitarbeiter (Titel, Position, klinische Tätigkeit, Department/Abteilung/Sektion)

Rechtsgrundlagen: I. 3 Deklaration von Helsinki, § 40 Abs. 1 Ziff. 4 AMG, § 17 Abs. 1 Ziff 4 MPG.

Der Antragsteller muß mitteilen, wo sich die Studienleitung befindet und wer die klinische Prüfung des Arzneimittels oder Medizinproduktes leiten soll. Leiter der klinischen Prüfung kann ein Mitglied der Universität sein, aber auch ein Mitarbeiter des Sponsors.[79]

Wichtig ist ferner, daß sich aus den Angaben entnehmen läßt, daß der vorgesehene Leiter der klinischen Prüfung über die erforderliche Erfahrung bei der Durchführung klinischer Prüfungen verfügt. Von einer besonderen Erfahrung des Leiters der klinischen Prüfung geht auch Teil I. 3 der Deklaration von Helsinki aus. §§ 40 Abs. 1 Ziff. 4 AMG und 17 Abs. 1 Ziff. 4 MPG schreiben gar konkret eine 2jährige Erfahrung in der Durchführung klinischer Prüfungen vor. Mangels eines entsprechenden Facharztes, Schwerpunktes oder auch einer Fachkunde im Recht der ärztlichen Weiterbildung können die entsprechenden Fachkenntnisse derzeit immer noch im Wege des „learning by doing" unter der Verantwortung qualifizierter Leiter der klinischen Prüfung in der Stellung als Prüfarzt erworben werden. Bei der klinischen Prüfung von Medizinprodukten ist es im übrigen nicht unbedingt erforderlich, daß sie unter der Verantwortung eines Arztes stehen muß. Es kann auch eine sonst erfahrene Person sein (§ 17 Abs. 1 MPG).

An den Universitäten wird derzeit noch überwiegend der Leiter derjenigen Einrichtung (Klinik, Abteilung etc.) als Leiter der klinischen Prüfung angegeben, der über die erforderliche Erfahrung verfügen muß, obwohl dieser die klinische Prüfung nicht selbst durchführt sondern seine nachgeordneten ärztlichen Mitarbeiter der Einrichtung.

Die Angabe der Probanden-/Patientenzahl soll der Ethikkommission die Übersicht darüber verschaffen und erleichtern, ob Probanden oder Patienten in klinische Prüfungen mehrfach einbezogen werden. Vor allem für die biometrische Beurteilung des Studienplanes ist die Angabe von Bedeutung.

3. Ort der beabsichtigten Untersuchungen
(Klinik, Station, Abteilung, Labor)

Rechtsgrundlagen:
Vor allem im Hinblick auf die Beurteilung multizentrischer Studien ist es wichtig zu wissen, wo die klinische Prüfung räumlich durchgeführt werden soll. Bei ihnen kann nämlich eine örtliche Prüfkompetenz der Ethikkommission begründet sein, ob die klinische Prüfung wie von der zentralen Studienleitung geplant in diesem Bereich überhaupt tatsächlich durchgeführt werden kann. Schließlich bestimmt sich danach auch, welche Einrichtungsleiter dem Antrag ihre Zustimmung geben müssen.

4.   Beschreibung des Forschungsprogrammes

Rechtsgrundlagen: I. 2 Deklaration von Helsinki, § 40 Abs. 1 Ziff. 6 AMG, § 17 Abs. 1 Ziff. 8 MPG.

§ 40 Abs. 1 Ziff. 6 AMG und § 17 Abs. 1 Ziff. 6 MPG sehen vor, daß für die Planung und Durchführung einer klinischen Prüfung ein Studienplan (Prüfprotokoll) vorgelegt wird. Aus ihm muß sich ergeben wie die klinische Prüfung ablaufen soll und wer sie an welchen Prüforten durchführen soll. In der Praxis liefert der industrielle Sponsor mit der Investigator's Brochure eine Unterlage, die den Anforderungen, die an einen Studienplan zu stellen sind, erfüllt.

Bei klinischen Prüfungen, die ohne einen industriellen Sponsor von Universitätseinrichtungen selbst geplant und durchgeführt werden, bereitet der Studienplan immer wieder Probleme und ist zumeist Gegenstand von Monita der Ethikkommission. Für Leiter dieser klinischen Prüfungen sei auf folgendes nochmals ausdrücklich hingewiesen:

Der Studienplan muß eine klare Fragestellung enthalten, das Ergebnis bisheriger klinischer Prüfungen festhalten und Anhaltspunkte für eine ethische Vertretbarkeit der klinischen Prüfung erkennen lassen. Die Konzeption und das Design der klinischen Prüfung ist zu beschreiben und darzulegen, welche Probanden oder Patienten in sie aufgenommen werden sollen. Der Studienplan muß Aussagen darüber enthalten, wie die Teilnehmergruppen gebildet werden, wie sie definiert werden, wie die Zuordnung der in die klinische Prüfung eingeschlossenen Teilnehmer zu den Gruppen funktioniert und welchen Untersuchungsprogrammen die Teilnehmer unterworfen werden. Der Studienplan muß erkennen lassen, ob es sich um eine offene oder eine blinde (einfach oder doppelblind) Studie handelt und wie Therapieabbrecher und Herausfaller zu behandeln sind. Bedeutsam ist ferner auch die Festlegung der Fallzahl. Mit ihr steht und fällt die statistische Aussagekraft der gefundenen Ergebnisse. Der Leiter der klinischen Prüfung trägt die Verantwortung dafür, daß der Prüfplan vor Ort eingehalten wird.

5.   Ausführlichen Studienplan beifügen.
Registrierung der klinischen Daten und möglicher Komplikationen.
(Bei Vorliegen eines solchen kann der Antrag durch entsprechenden Verweis wesentlich vereinfacht werden)

Rechtsgrundlagen: Wie Ziffer 4.

Ziffer 5 deckt sich bei klinischen Prüfungen teilweise mit Ziffer 4. Der Studienplan wird auch Vorschriften enthalten, wie die klinischen Daten, aber auch mögliche Komplikationen aufzuzeichnen sind. Weder die Deklaration von Helsinki noch das AMG oder MPG enthalten hierzu Vorschriften. § 40 Abs. 1 S. 4 AMG schreibt vor, daß der Ethikkommission alle schwerwiegenden oder unerwarteten unerwünschten Ereignisse, die während der klinischen Prüfung auftreten und die Sicherheit der Studienteilnehmer oder die Durchführung der Studie gefährden können, mitzuteilen sind. Diese Pflicht trifft den Sponsor, der sich bei seiner Mitteilung wiederum auf die Angaben des Leiters der klinischen Prüfung oder der Prüfärzte stützt. Dabei macht es, darüber besteht Einigkeit, wenig Sinn, der Ethikkommission lediglich Meldungen über Zwischenfälle mitzuteilen (zumeist mit dem „beruhigenden" Hinweis versehen, ein Zusammenhang mit der Studie sei nicht gegeben), ohne daß sie im Hinblick auf das Ziel der Studie bewertet und gewichtet sind. Diese Mitteilungen sollen die Grundlage dafür bilden, daß die Ethikkommission in die Lage versetzt wird, zu überprüfen, ob sie ihre zustimmende Stellungnahme (Votum) zum Projekt aufrecht erhält oder ob sie sie verändert, einschränkt oder gar widerruft.

6. Begründung für Versuche an Menschen
Bedeutung der zu erwartenden Untersuchungsergebnisse.
Prinzip der Auswahl von Versuchspersonen, Zahl der Versuchspersonen, Zeitraum der Untersuchungen.

7. Darstellung bisher durchgeführter aussagekräftiger Tierversuche
(Literaturübersicht)
Wenn keine Tierversuche vorliegen, Begründung der Versuche am Menschen angeben.

8. Darstellung bisher zum Projekt
bzw. zur Fragestellung durchgeführter Untersuchungen am Menschen.
Darstellung der bisherigen Erfahrungen über die verwendeten Techniken
beim Menschen (Literaturübersicht)

Rechtsgrundlagen: I. 4, 5, 7 Deklaration von Helsinki, § 40 Abs. 1 Ziff. 1. 5,6,7, § 41 Ziff. 1 AMG, § 17 Abs. 1 Ziff. 1, 5,6,7, § 18 Ziff. 1 MPG.

Jedem biomedizinischen Forschungsvorhaben/klinischer Prüfung am Menschen hat eine sorgfältige Prüfung der vorhersehbaren Risiken im Vergleich zum zu erwartenden Nutzen für die Versuchspersonen (Patienten oder Probanden) vorauszugehen, so jedenfalls formuliert es I. 5 und 4 der Deklaration von Helsinki. Das Vorhaben ist nur zulässig, wenn die Bedeutung des Versuchszieles in einem angemessenen Verhältnis zum Risiko für die Versuchsperson steht. Ähnlich formuliert es § 40 Abs. 1 Ziff. 1, § 41 Ziff. 1 AMG und § 17 Abs. 1 Ziff. 1, § 18 Ziff. 1 MPG für die klinische Prüfung von Arzneimitteln und Medizinprodukten am Probanden und am Patienten.

Bei klinischen Prüfungen von Arzneimitteln der Phasen II–IV haben diese Fragen insoweit geringere Relevanz, als der klinischen Prüfung von Arzneimitteln und Medizinprodukten am Menschen pharmakologisch-toxikologische Untersuchungen und Tierversuche vorausgehen müssen (§ 40 Abs. 1 Ziff. 5–7 AMG, § 17 Abs. 1 Ziff 5–7 MPG). Ansonsten ist eine Prüfung am Menschen dann unethisch, wenn sie zunächst am Tier oder auch im Labor durchgeführt werden könnte.

Wichtig ist bei Frage 7, v. a. außerhalb von klinischen Prüfungen von Arzneimitteln und Medizinprodukten, aber auch bei ihnen, daß aus der Literatur und ihrer Bewertung heraus dargelegt wird, warum Versuche am Menschen durchgeführt werden sollen. Darzulegen ist der Stand der Wissenschaft und seine kritische Bewertung im Hinblick auf die Versuche am Menschen.

Auch Frage 8 gehört in diesen Zusammenhang, selbst wenn sie nur einen Teilaspekt, nämlich die Techniken und Methoden, die für die Versuche verwendet werden sollen, zum Gegenstand hat.

9. Risiko der Komplikationen
(auch Schmerzen und Nebenwirkungen, psychische Belastung)
sowie Maßnahmen zur Verhütung bzw. Verminderung der Komplikationen.

Rechtsgrundlagen: I. 4+5, II. 6, III. 4 Deklaration von Helsinki, § 40 Abs. 1 Ziff. 1, § 41 Ziff 1 AMG, § 17 Abs. 1 Ziff. 1, § 18 Ziff. 1 MPG.

Frage 9 dient ebenfalls der Risiko-Nutzen-Abwägung, wenn nach den Belastungen für den Probanden oder Patienten, den möglichen Komplikationen und den Maßnahmen zu deren Vermeidung und Verminderung gefragt wird. Dies entspricht I. 4+5, II. 6 und III. 4 der Deklaration von Helsinki und im übrigen § 40 Abs. 1 Ziff. 1, § 41 Ziff. 1 AMG für die klinische Prüfung von Arzneimitteln und § 17 Abs. 1 Ziff. 1, § 18 Ziff 1 MPG für Medizinprodukte.

10. Darstellung der ärztlichen Beziehungen zwischen Untersucher und Patient
(z. B. Chefarzt, Oberarzt, Stationsarzt, Zeitraum der bisherigen Betreuung des Patienten)

Rechtsgrundlagen: I. 10 Deklaration von Helsinki, § 40 Abs. 1 Ziff. 3 AMG, § 17 Abs. 1 Ziff. 3 MPG.

Wichtig ist auch, wie die Probanden und Patienten für die Aufnahme in eine klinische Prüfung eines Arzneimittels oder eines Medizinproduktes ausgewählt werden. §§ 40 Abs. 1 Ziff. 3 AMG und § 17 Abs. 1 Ziff. 3 MPG sind dabei nur als Erfahrungen aus der Geschichte zu verstehen und als solche zu respektieren: im Nürnberger Ärzteprozess waren Versuche am Menschen abzuurteilen, die von deutschen Ärzten an Gefangenen in den Konzentrationslagern durchgeführt worden waren.[80]

Für klinische Prüfungen von Arzneimitteln und Medizinprodukten untersagt der Gesetzgeber ohne Ausnahme die Heranziehung von Strafgefangenen und von Personen, die auf gerichtliche oder behördliche Anordnung in einer Anstalt verwahrt sind. Es handelt sich um ein absolutes Heranziehungsverbot, bei dem Verstöße mit Strafe bedroht sind (§ 96 Ziff. 10 AMG, § 44 Ziff. 4 MPG). Weitere Heranziehungsverbote kennt das deutsche Recht nicht. Vor allem der weitgehende Ausschluß von Patienten, die in psychiatrischen Anstalten verwahrt sind, durch die genannten Vorschriften, hat im Gesetzgebungsverfahren zu Einwendungen geführt. Die Deklaration von Helsinki geht auch auf diese Problematik ein. In I. 10 legt sie fest, daß der Arzt bei Patienten, die als solche von ihm abhängig sind, bei der Einwilligung in die Aufnahme in eine klinische Prüfung oder ein sonstiges Forschungsprojekt, welches am Menschen durchgeführt werden soll, Vorsicht walten lassen soll.

Daraus ergibt sich für die Rekrutierung von Patienten und Probanden, für klinische Prüfungen nach dem AMG und dem MPG, daß Personen, die vom Leiter der klinischen Prüfung etwa als Studenten oder als unmittelbare Mitarbeiter abhängig sind, nicht in eine Prüfung in dem von diesem geleiteten Bereich herangezogen werden dürfen. Ihre Entscheidungsfreiheit ist von der arbeitsrechtlichen Gehorsamspflicht eingeschränkt, da eine Teilnahme erwartet und eine Weigerung als Verletzung der arbeitsrechtlichen Pflichten ausgelegt werden könnte. Derartiges darf ein Leiter einer klinischen Prüfung von seinen nachgeordneten Mitarbeitern und schon gar nicht von Doktoranden oder gar Studenten verlangen. Eine Ethikkommission darf einer solchen Rekrutierung von Patienten oder Probanden nicht zustimmen. Eine reine Rekrutierung nach dem Grundsatz der Verfügbarkeit scheidet demnach aus.

Bei klinischen Prüfungen der Phase I hat es sich inzwischen sogar eingebürgert, daß Probanden aus den Honoraren, die sie für ihre Teilnahme erhalten, ihren Lebensunterhalt bestreiten. Mit der Honorierung ist offenbar auch das Risiko einer gesundheitlichen Schädigung abgedeckt, bzw. auf die gesetzliche Kranken- und Rentenversicherung verlagert. Dem Vorschlag von Deutsch,[81] die Gewinnung von Probanden und Patienten für klinische Prüfungen und sonstige Forschungsprojekte am Menschen durch Leistungsanreiz zu steigern, ist im Grundsatz zuzustimmen, jedenfalls ist er überdenkenswert. Wenn Probanden und Patienten sich hierfür zur Verfügung stellen, so sollte in jedem Fall eine verschuldensunabhängige, für erlittene Gesundheitsschäden nach Aufopferungsgrundsätzen festzulegende Entschädigung gewährt werden, damit Patienten oder Probanden nicht im Schadensfall bei klinischen Prüfungen von Arzneimitteln oder Medizinprodukten auf Ansprüche aus der Probandenversicherung angewiesen sind, deren Eintreten für Spät- und Kumulationsschäden mehr als zweifelhaft ist. Hier ist der Gesetzgeber aufgerufen, etwa im Rahmen der sowieso überfälligen Reform des Staatshaftungsrechts, tätig zu werden.

> **11. Ist der Patient über die Diagnose bzw. die Art der Erkrankung informiert?**
>
> **12. Darstellung, wie die Versuchsperson über das Untersuchungsprogramm, die Notwendigkeit und die Risiken informiert wurde und unter welchen Bedingungen die Zustimmung zum Versuch gegeben wurde**
>
> **13. Falls nur eine mündliche Zustimmung gegeben wurde, muß begründet werden, warum die schriftliche Einwilligung nicht eingeholt werden konnte bzw. wer die mündliche Einwilligung gegeben hat**
>
> ***Rechtsgrundlagen:*** I. 9, 11, II. 5 Deklaration von Helsinki, § 40 Abs. 1 Nr. 2, Abs. 4 Nr. 4, § 41 Nr. 2–4, 7 AMG, § 17 Abs. 1 Nr. 2, Abs. 4, § 18 Nr. 2–4, 5 MPG.
>
> Sowohl die Deklaration von Helsinki als auch §§ 40, 41 AMG und §§ 17, 18 MPG gehen davon aus, daß Probanden und Patienten, die in biomedizinische Forschungsprojekte einbezogen werden sollen, hierüber informiert werden und dazu einwilligen müssen.[82]
>
> Die Aufklärung hat durch einen Arzt zu erfolgen. Er hat den Patienten oder Probanden über das Wesen, die Bedeutung und die Tragweite der klinischen Prüfung zu informieren und über die damit verbundenen Risiken aufzuklären. Zugleich muß der Patient oder Proband sein Einverständnis damit erklären, daß Aufzeichnungen im Rahmen der klinischen Prüfung sowohl an den Auftraggeber als auch an die Überwachungsbehörden zur Überprüfung weitergegeben werden. Von dieser Einwilligung nicht gedeckt ist die Einsichtnahme der Monitore des Sponsors in die Originalkrankenakten zu Prüfungszwecken.[83]
>
> Über diese Einsichtnahme muß getrennt aufgeklärt und gesondert eingewilligt werden. Die Einwilligung selbst ist nur wirksam, sofern sie schriftlich abgegeben wird und der Patient oder Proband geschäftsfähig und in der Lage ist, Wesen, Bedeutung und Tragweite der klinischen Prüfung einzusehen und seinen Willen hiernach zu bestimmen.
>
> Die Aufklärung über die Einbeziehung in eine klinische Prüfung tritt neben die Aufklärung des Patienten über diejenigen Maßnahmen, die zur Behandlung seiner Erkrankung erforderlich sind. Beim Probanden muß sie jedes noch so geringe Risiko umfassen, denn er ist gesund. Dem Teilnehmer an einer klinischen Prüfung ist mitzuteilen, wie die klinische Prüfung ablaufen wird, wie sich der Prüfungsablauf gestaltet, wie die Daten erhoben und wohin sie transferiert werden. Vor allem auch über die Randomisierung und ihre Auswirkungen sind die Teilnehmer an der klinischen Prüfung aufzuklären. Der Versuchsperson ist zu sagen, daß zu ihren Gunsten ein spezieller Versicherungsschutz geschaffen ist und welche wesentlichen Obliegenheiten ihn im Schadensfall zum Erhalt des Versicherungsschutzes treffen.
>
> Klinischen Prüfungen können auch an Patienten durchgeführt werden, die geschäftsunfähig oder beschränkt geschäftsfähig sind.[84]
>
> Geschäftsunfähige Patienten werden im allgemeinen auch einwilligungsunfähig sein. Daher muß der gesetzliche Vertreter oder der Betreuer in die Aufnahme in die klinische Prüfung nach entsprechender Aufklärung einwilligen. Ist der geschäftsunfähige oder beschränkt geschäftsfähige Patient in der Lage, Wesen, Bedeutung und Tragweite der klinischen Prüfung einzusehen, so ist auch seine Einwilligung erforderlich. Die Einbeziehung von geschäfts- und einwilligungsunfähigen Patienten in klinische Prüfungen mit ausschließlich fremdnützigem Ergebnis, ist unzulässig.[85]
>
> In eine derartige Einbeziehung kann weder der gesetzliche Vertreter noch ein Betreuer einwilligen, weil die Maßnahme nicht dem Wohl des vertetenen oder betreuten Pati-

enten entspricht. Der gesetzliche Vertreter oder der Betreuer würde mit der Einwilligung in die Aufnahme in eine derartige klinische Prüfung gegen seine Pflichten verstoßen.

Art. 16 Menschenrechtsübereinkommen zur Biomedizin – sie ist noch nicht geltendes Recht in Deutschland – sieht darüber hinaus vor, daß in Ausnahmefällen und bei ganz geringem Risiko Einwilligungsunfähige auch in biomedizinische Forschungsprojekte einbezogen werden können, selbst wenn diese keinen unmittelbaren Vorteil für sich hieraus erhalten.

Der Regelfall ist – bereits aus Dokumentationsgründen – die schriftliche Einwilligung. Eine nur mündlich gegebene ist die Ausnahme. So sieht es § 41 Nr. 6 AMG, § 18 Nr. 6 MPG ausdrücklich vor.

Nach den gesetzlichen Vorschriften ist die Einwilligung, in eine klinische Prüfung aufgenommen werden zu wollen, jederzeit frei widerruflich und zwar formlos und ohne Begründung.[86]

Dem Patienten oder Probanden darf aus diesem Widerruf kein Nachteil bei der weiteren Behandlung entstehen. Beim Probanden liegt im Widerruf eine außerordentliche Kündigung des Probandenvertrages. Ist ein Honorar vereinbart, so steht es dem Probanden nur in dem Umfang zu, wie die Leistung tatsächlich erbracht worden ist. Beim Patienten liegt eine teilweise (außerordentliche) Kündigung des Behandlungsvertrages vor. Könnte dem Patienten aus der Beendigung der Teilnahme an der klinischen Prüfung ein Gesundheitsssschaden entstehen, so hat der Prüfarzt oder der Leiter der klinischen Prüfung alles zu unternehmen, um dem entgegenzuwirken. Diese Abwendungspflicht ist Nebenpflicht aus dem Behandlungsvertrag.

Mit der Einwilligung in die Aufnahme in die klinische Prüfung erklärt der Teilnehmer hieran nicht zugleich, daß die bei ihm erhobenen Daten auch zur Veröffentlichung (wenn auch in anonymer Form) in wissenschaftlichen Publikationen verwendet werden können.[87] Auch hierüber ist der Teilnehmer an einer klinischen Prüfung aufzuklären und muß dazu seine Einwilligung geben.

14. Information der auf der Station tätigen Ärzte
über die Untersuchung an den von ihnen betreuten Patienten

15. Verantwortung für die klinische Kontrolle der Patienten
(Name, Vertreter, Telefon-Nr., Regelung außerhalb normaler Dienstzeiten)

Rechtsgrundlagen:
Nur wenige klinische Prüfungen dürften es von ihrem Umfang her erfordern, daß alle ärztlichen Mitarbeiter als Prüfärzte eingesetzt werden müssen und daher über den Inhalt der klinischen Prüfung Bescheid wissen. Gerade wenn aber nur eine kleine Zahl von ärztlichen Mitarbeitern eines Bereiches an einer klinischen Prüfung beteiligt ist, ist es bereits aus Gründen der Verkehrssicherungspflicht heraus für die an der klinischen Prüfung beteiligten Patienten oder Probanden wichtig, daß auch das Personal, welches mit den Patienten oder Probanden in Kontakt kommt, über den Inhalt der klinischen Prüfung informiert ist, damit in Notfällen, aber auch beim Auftreten unerwünschter Ereignisse angemessen reagiert werden kann. In diesem Bereich gehört auch, daß der Patient oder Proband sich jederzeit an den Prüfarzt wenden kann. Mit der Angabe einer Telefonnummer über die lediglich eine Klinikumszentrale erreicht werden kann, sollte sich die Ethikkommission nicht zufrieden geben. Beide Fragen sind unter dem Gesichtspunkt der Verkehrssicherungpflicht der Institution zu sehen.[88]

**16. Wird das Forschungsprojekt auf dem Krankenblatt
oder auf der Fieberkurve kenntlich gemacht?**

17. Art der klinischen Untersuchungen bei gesunden Kontrollpersonen

18. Art der Entschädigung der Versuchsperson

Rechtsgrundlagen:
Im Normalfall erhalten Patienten (anders als die Probanden) bei der Einbeziehung in eine klinische Prüfung, die an Universitäten durchgeführt werden, keine Entschädigung. Eine hohe Vergütung kann Anreiz für eine Teilnahme an einer klinischen Prüfung sein. Je nach Risiko, welches mit einer Teilnahme verbunden ist, und der Höhe der Vergütung, kann diese unethisch sein. Die Frage einer Honorierung wird in der Literatur unterschiedlich gesehen und bewertet.[89]
Vgl. im übrigen die Ausführungen zu oben Ziffer 10.

**19. Art und Höhe der Versicherung für Versuchspersonen, Projektleiter
und Mitarbeiter**

❏ 1. Es handelt sich um ein Projekt, welches unter Verantwortung des Abteilungsleiters durchgeführt werden soll, sodaß die allgemeinen Haftungsgrundsätze gelten

❏ 2. Es handelt sich um ein Projekt nach dem Arzneimittel-/Medizinproduktegesetz (AMG/MPG). Es besteht eine Probandenversicherung mit einer Deckungssumme von DM 1 Million bei:

❏ 3. Es handelt sich um kein Projekt nach 1. und 2. Für Personenschäden besteht eine Haftpflichtversicherung mit einer Deckungssumme von DM bei:

Rechtsgrundlagen: § 40 Abs. 1 Nr. 8, Abs. 3 AMG; § 17 Abs. 1 Nr. 9, Abs. 3 MPG.
Für die Durchführung klinischer Prüfungen der Phasen II–IV ist der Abschluß einer Probandenversicherung gesetzlich zwingend vorgeschrieben. Diese Versicherungspflicht gilt auch für klinische Prüfungen, für die kein industrieller Sponsor die Kosten hierfür übernimmt. Die Haftung für Schäden, die die Teilnehmer an klinischen Prüfungen nach dem AMG oder MPG erleiden, unterfällt bei denjenigen Universitätsklinika, die eine Betriebshaftpflichtversicherung für Schäden abgeschlossen haben, die die Patienten bei ärztlicher Behandlung und durch Maßnahmen der Forschung und Lehre erleiden, als auch bei solchen, die ihre Patientenschäden noch nach dem Selbstversicherungsgrundsatz abwickeln, nicht dieser Versicherung. In beiden Fällen muß eine Probandenversicherung genommen werden.[90]
Der Nachweis über den Abschluß der Versicherung ist der Ethikkommission zusammen mit den Unterlagen der klinischen Prüfung einzureichen. Häufig argumentieren Leiter der klinischen Prüfung, die Probandenversicherung werde erst abgeschlossen, wenn durch die positive Bewertung der Ethikkommission sichergestellt sei, daß die klinische Prüfung auch durchgeführt werden könne. Dieser Auffassung ist entgegenzutreten. Zum einen gibt es keine positive Bewertung der Ethikkommission unter Auflagen oder Bedingungen. Zum anderen sieht der Text des AMG wie des MPG vor, daß die Probandenversicherung besteht und geht in § 40 Abs. 1 auch davon aus, daß alle Unterlagen, die zum Nachweis der Voraussetzungen § 40 Abs. 1 (§ 17 Abs. 1 MPG) durch die Ethikkommission zu bewerten sind, auch vorliegen. Und dazu gehört eben auch der Nachweis für das Vorliegen einer Probandenversicherung.

Darüber, in welchen Umfang der Prüfarzt den Patienten oder Probanden über das Bestehen, Inhalt Umfang und Leistungen der Probandenversicherung aufzuklären hat, bestehen unterschiedliche Auffassungen. In jedem Fall ist der Teilnehmer an einer klinischen Prüfung darüber aufzuklären, daß eine Probandenversicherung abgeschlossen wurde und bei welchem Versicherer dies geschehen ist.[91]

Darüber hinaus wird die Auffassung vertreten, der Teilnehmer sei auch über die Allgemeinen Versicherungsbedingungen der Probandenversicherung aufzuklären, zumindest seien sie ihm aber auszuhändigen.[92]

Kollhosser selbst zweifelt jedoch daran, ob man den Teilnehmern an klinischen Prüfungen damit nicht Steine statt Brot gibt. In den meisten – vom Sponsor vorformulierten – Patienteninformationen ist der Hinweis auf den Abschluß einer Probandenversicherung, das Unternehmen, bei dem dies geschehen ist, dessen Anschrift, der Hinweis auf die Meldepflicht und die Einvernehmenserklärung bei anderweitiger ärztlicher Behandlung (ausgenommen der Notfall) enthalten. Ganz selten findet sich der Hinweis auf die AV-Probandenversicherung oder gar der auf deren Aushändigung. Es gilt hier die Vollständigkeit der Information (durch einen Fachfremden, der der Arzt in Versicherungsfragen ist) gegen deren Fehlerhaftigkeit abzuwägen. Gleiche Bedenken sind gegen eine selektive Information der Teilnehmer an klinischen Prüfungen vorzubringen. In jedem Fall muß den Teilnehmern gesagt werden, wem er wann Schäden melden muß, damit der Versicherungsschutz erhalten bleibt.

20. Es handelt sich um eine Arzneimittel-/Medizinprodukteprüfung, bei der die für die Begutachtung durch die Ethikkommission anfallenden Kosten dem Sponsor in Rechnung gestellt werden können

❒ ja   ❒ nein

Anschrift der Firma:

Rechtsgrundlagen:
Einziger Hinweis darauf, daß der Rat der Ethikkommission nicht gratis zu haben ist, ist §
17 MPG. Er regelt, welche Verfahrensgrundsätze das Statut einer beim BfArM registrier-
ten Ethikkommission zu enthalten hat, nämlich u. a. eine Regelung über eine angemessene Vergütung. Sowohl die bei den Ärztekammern als auch bei den Universitäten ein-
gerichteten Kommissionen lassen sich ihre Arbeit vergüten. Ausgenommen hiervon
sind an den Universitäten Stellungnahmen zu Forschungsprojekten, die aus Mitteln der
Universität selbst bestritten werden oder solche, wo die Drittmittel etwa von der DFG
oder anderen öffentlichen Geldgebern kommen. Für ihre Stellungnahmen zu klinischen
Prüfungen nach dem AMG oder MPG beanspruchen die Ethikkommissionen Kostenersatz. Dagegen ist im Grunde genommen nichts einzuwenden. Bei klinischen Prüfungen
von Arzneimitteln und Medizinprodukten wird die Ethikkommission für den Leiter der
Projekte wie für den Sponsor aus der Industrie in privatrechtlicher Form tätig. Es besteht
ein Dienstvertrag. Solange die Mitglieder der Ethikkommission diese Tätigkeit ausüben,
stehen sie für ihre eigentlichen Dienstaufgaben, für die sie von ihrem Dienstherrn oder
Arbeitgeber vergütet oder besoldet werden, nicht zur Verfügung. Schlimmstenfalls muß
zu ihrer Entlastung im dienstlichen Bereich zusätzliches Personal eingestellt werden.
Dieser zusätzliche Aufwand kann dem Träger der Ethikkommission, z. B. der Universität
nicht verbleiben. Für den Aufwand hat daher der Sponsor aufzukommen, in dessen Interesse die Tätigkeit der Kommission erfolgt. Fraglich kann damit nicht mehr das „daß"
der Vergütung sondern vielmehr nur noch die Höhe sein. Es dürfte sich empfehlen, die
Höhe des Entgelts an den Zeitaufwand der Kommission zu koppeln und dabei einen
Vergütungssatz zu wählen, der sich am Stundensatz orientiert, den ein Professor in Besoldungsgruppe C 4 erhält.

Datum   Das Forschungsprogramm wurde geprüft
                               und Zustimmung gegeben:

Projektleiter   Chefarzt   Stationsarzt   Abteilungsleiter/
                                                                          Sektionsleiter

2. Schlußbericht über die Untersuchung

Prüfnummer:

Titel:

Projektleiter:

Veröffentlichung:

Zeitraum der Untersuchung: Zahl der Versuchspersonen:

1. **Wurde die Untersuchung abgebrochen oder geändert?**   **ja/nein**
   a) Falls ja, warum:

2. **Traten während der Untersuchung Komplikationen auf?**   **ja/nein**
   a) Falls ja, waren die Komplikationen zu erwarten?
      Bitte Art und Anzahl der Komplikationen angeben

3. **Wurden Regreßansprüche geltend gemacht?**   **ja/nein**

4. **Wurde die Untersuchung
   von Probanden als belastend empfunden?**   **ja/nein**
   a) Falls ja, welche Klagen:

5. **Welche Schlußfolgerungen zieht der Untersucher aus seiner Arbeit?**
   a) Für die Planung neuer Untersuchungen:
   b) Für die Arbeit der Prüfungskommission:

6. **Sonstige Bemerkungen:**

...   , den ...   (Unterschrift)

Anmerkung: Schlußberichte werden zwar von den meisten Ethikkommissionen von den Leitern der klinischen Prüfung erwartet. Erfüllt wird diese Erwartung aber nur in seltenen Fällen. Hieran wird sich dann etwas ändern, wenn die ICH/GCP-Richtlinien durch die industriellen Sponsoren umgesetzt werden. Aus dem Schlußbericht läßt sich der tatsächliche Ablauf der klinischen Prüfung entnehmen.

3. Statut mit Erläuterungen

Statut einer Ethikkommission

Der Senat der Universität hat auf seiner Sitzung am 16. Februar 1995 aufgrund von §§ 4a, 30 KammerG i.d.F. vom 12. Dezember 1994 (GBl. S. 641) und § 7 UG i.d.F. vom 10. Januar 1995 (GBl. S. 1) folgende Satzung beschlossen:

§ 1 Ethikkommission

(1)   Die Universität errichtet eine Kommission zur Beurteilung ethischer und rechtlicher Aspekte in der Forschung am Menschen. Sie führt die Bezeichnung

Ethikkommission der Universität.

Sie arbeitet auf der Grundlage der revidierten Deklaration von Helsinki des Weltärztebundes in der jeweils geltenden Fassung sowie der geltenden Gesetze.

(2)   Die Mitglieder der Ethikkommission sind bei der Wahrnehmung ihrer Aufgaben unabhängig und an Weisungen nicht gebunden. Sie sind nur ihrem Gewissen verantwortlich.

§ 2 Aufgaben

(1)   Die Ethikkommission hat die Aufgabe, den Arzt als Mitglied der Universität über die ethischen und rechtlichen Aspekte bei der Forschung am und mit Menschen zu beraten, sowie Anträge zustimmend oder ablehnend zu bewerten.

(2)   Die Ethikkommission hat ferner die Aufgabe, sonstige Mitglieder der Universität, die Forschung am und mit Menschen betreiben, über die ethischen und rechtlichen Aspekte ihres Tuns zu beraten.

Anmerkung: Bis vor kurzem gab es keine gesetzlichen Vorschriften, aufgrund derer Ethikkommissionen einzurichten waren, sei es bei den Ärztekammern, sei es bei den Universitäten, in deren Kliniken die meisten klinischen Prüfungen von Arzneimitteln und Medizinprodukten durchgeführt werden. Als Rechtsgrundlagen fungierten einmal die *Deklaration von Helsinki* (I. 2), die EU-Empfehlungen „Good Clinical Practice" (Kapitel 1 1. 3 ff.) und die Berufsordnungen der Ärztekammern. 1994 wurde sowohl in das neue Medizinproduktegesetz als auch über die Fünfte Novelle zum Arzneimittelgesetz die Anhörung einer Ethikkommission vor Beginn einer klinischen Prüfung festgeschrieben. Allerdings enthalten beide Gesetze unterschiedliche Voraussetzungen für die Einrichtung und das Verfahren vor der Ethikkommission. Im Arzneimittelgesetz ist geregelt, daß es eine nach Landesrecht gebildete Kommission sein muß, die anzurufen ist. Im Medizinproduktegesetz ist es eine beim Bundesamt für Arzneimittel und Medizinprodukte registrierte Ethikkommission. Registrieren lassen können sich dort neben den öffentlichrechtlich organisierten der Ärztekammern und der Universitäten (die dies wegen der klinischen Prüfung von Medizinprodukten überwiegend getan haben) auch privatrechtlich organisierte Kommissionen.

Auf der Grundlage von § 40 Abs. 1 S. 2 AMG haben die meisten Bundesländer in ihren Kammer- oder Heilberufsgesetzen die rechtlichen Voraussetzungen dafür geschaffen, daß die Körperschaften, also die Ärztekammern, für ihre Ethikkommissionen Satzungen erlassen können, in denen deren Aufgaben, die Zusammensetzung und die Verfahrensregeln niedergelegt sind. In Baden-Württemberg ist über § 5 KammerG darüber hinaus festgelegt, daß auch die Universitäten aufgrund entsprechender Satzungen Ethikkommissionen einrichten müssen (§ 5 KammerG i.V.m. § 7 Universitätsgesetz). Beispielhaft wird im folgenden das Statut einer universitären Ethikkommission kommentiert. Die übrigen Universitäten im Lande Baden-Württemberg haben ähnliche Statute als Satzungen erlassen.

Vorrangig geht es bei den der Ethikkommission zugewiesenen Aufgaben darum, dem Arzt als Mitglied der Universität die Möglichkeit zu eröffnen, seiner standesrechtlichen Pflicht, sich bei Forschungsprojekten am Menschen berufsrechtlich und berufsethisch beraten lassen zu können, nachkommen zu können. Da aber nicht nur Ärzte Forschung am Menschen betreiben, sondern auch Naturwissenschaftler, die etwa in den vorklinischen Fächern des Studienganges Humanmedizin tätig sind, erschien es unter dem Grundsatz der Gleichbehandlung sinnvoll, auch diese Mitglieder der Universität zu verpflichten, sich bei Forschungsprojekten am Menschen von der Ethikkommission beraten zu lassen. Dieser zuletzt genannte Personenkreis wird keine klinischen Prüfungen von Arzneimitteln durchführen, weil diese nur von einem Arzt durchgeführt werden dürfen, wohl aber kommen klinische Prüfungen von Medizinprodukten in Betracht.

Zuständig ist die universitäre Ethikkommission für Mitglieder der Universität und ihnen Gleichgestellte. Auch die Ethikkommissionen der Ärztekammern knüpfen ihre Zuständigkeit über § 1 Abs. 4 MBO (= § 15 MBOÄ 1997) an die Mitgliedschaft in der betreffenden Ärztekammer. Der betroffene Arzt, der ein Forschungsprojekt am Menschen durchführen will, hat also nicht die freie Wahl, bei welcher Ethikkommission er sich beraten lassen will. Nur Professoren an den Universitäten haben letztlich ein Wahlrecht zwischen der Ethikkommission derjenigen Ärztekammer, in der sie Mitglied sind und derjenigen ihrer Universität.[93]

Wer sich weder bei der einen noch bei der anderen Ethikkommission beraten läßt, verhält sich standes- und universitätgesetzwidrig.

§ 3 Zusammensetzung

(1)   Die Ethikkommission besteht aus mindestens ...   Mitgliedern, davon mindestens 4 Ärzten, einem Juristen mit der Befähigung zum Richteramt und einem Repräsentanten aus dem Bereich der Theologie oder Philosophie. Mindestens 2 Ärzte sollten erfahrene Kliniker, ein Arzt auf dem Gebiet der theoretischen Medizin besonders erfahren sein.

(2)   Die Mitglieder werden vom Senat für eine Amtsperiode von 4 Jahren bestellt; wiederholte Bestellung ist zulässig.

(3)   Die Ethikkommission wählt aus ihrer Mitte einen Vorsitzenden und dessen Stellvertreter. Der Vorsitzende soll Arzt sein.

(4)   Die Ethikkommission kann, soweit erforderlich, Sachverständige beratend hinzuziehen. Die Zuziehung von Hilfspersonen ist zulässig.

Anmerkung: Die personelle Zusammensetzung der überwiegenden Zahl der Ethikkommissionen entspricht der Empfehlung, die in den Verfahrensgrundsätzen des Arbeitskreises medizinischer Ethikkommissionen von 1986 niedergelegt ist. Allerdings ist die Mitgliedschaft des Rechtsmediziners nicht vorgesehen.[94]
Auf die Bestellung von Stellvertretern für Mitglieder, die an der Sitzungsteilnahme verhindert sind, wurde absichtlich verzichtet, um einen möglichst gleich hohen Informationsstand der Mitglieder zu gewährleisten. Als zentrale Kommission ist die Ethikkom-

mission der Universitätsleitung zugeordnet. Die Mitglieder sind daher auch vom Senat der Universität (auf Vorschlag der Ethikkommission) zu bestellen. Die Amtszeit sollte nicht zu kurz bemessen werden, um der Kommission ein Zusammenwachsen zu ermöglichen. Vier Jahre erscheinen ausreichend lang. Daß die Kommission dort, wo ihr Sachverstand selbst nicht ausreicht, um einen Sachverhalt zu beurteilen, sich Sachverstand von außen holen kann, ist eigentlich selbstverständlich. Dieser Grundsatz gilt für alle Gremien, also auch für die Ethikkommission.

§ 4 Geschäftsführung

Die Geschäftsführung der Ethikkommission obliegt dem Vorsitzenden. Ihm steht eine Geschäftsstelle zur Verfügung.

§ 5 Arbeitsweise

(1) Die Ethikkommission wird auf Antrag von Mitgliedern der Universität Ulm tätig.

(2) Der Antragsteller kann den Antrag ändern oder zurücknehmen.

(3) Dem Antrag ist eine Erklärung beizufügen, ob, ggf. wo und mit welchem Ergebnis bereits vorher oder gleichzeitig Anträge ähnlichen Inhalts gestellt worden sind.

(4) Mitglieder der Universität, die zugleich Mitglieder der Landesärztekammer sind, wenden sich an die Ethikkommission der Universität Ulm. Sie können aber auch die Ethikkommission bei der Landesärztekammer anrufen.

(5) Der Vorsitzende oder sein Stellvertreter beruft die Ethikkommission ein und bestimmt Ort und Zeit der Sitzung. Er lädt die Ethikkommission, so oft es die Geschäftslage erfordert. Der Vorsitzende eröffnet, leitet und schließt die Sitzungen der Ethikkommission.

(6) Die Ethikkommission tagt nicht öffentlich. Die Mitglieder sind zur Verschwiegenheit verpflichtet. Dasselbe gilt für beratend hinzugezogene Sachverständige und Hilfspersonen.

(7) Die Ethikkommission soll über den zu treffenden Beschluß einen Konsens anstreben. Wird ein solcher nicht erreicht, beschließt die Ethikkommission nach mündlicher Verhandlung mit Stimmenmehrheit. Sie ist mit mindestens 5 Mitgliedern beschlußfähig. Stimmenthaltung gilt als Ablehnung.

(8) Die Ethikkommission kann die Entscheidung über Vorgänge einfacherer Art (z. B. Körpermaterialstudien ohne persönlichkeitsrechtlichen Bezug u. ä.) dem Vorsitzenden.übertragen. Dieser entscheidet nach pflichtgemäßem Ermessen. Er kann auch eine Entscheidung des Gesamtgremiums herbeiführen.

(9) Mitglieder der Ethikkommission, die an einem zu beratenden Forschungsprojekt mitwirken, sind von der Beschlußfassung ausgeschlossen.

(10) Der Antragsteller soll vor der Beschlußfassung Gelegenheit zur Stellungnahme erhalten. Von der Anhörung kann abgesehen werden, wenn die Kommission einstimmig der Auffassung ist, daß eine Anhörung nicht notwendig ist.

(11) Das Ergebnis der Beratung wird dem Antragsteller schriftlich mitgeteilt. Ablehnende oder einschränkende Voten sind zu begründen. Jedes Mitglied kann seine

abweichende Meinung in einem Sondervotum niederlegen, das dem Beschluß beizufügen ist.

(12)   Die Ethikkommission kann vom Antragsteller – auch bereits zur Vorbereitung ihres Beschlusses – ergänzende Unterlagen, Angaben oder Begründungen verlangen.

(13)   Die Stellungnahme der Ethikkommission gilt nur für den vorgelegten Antrag.

(14)   Voten anderer, nach Landesrecht gebildeter Ethikkommissionen, werden grundsätzlich anerkannt. Es werden die örtlichen Gegebenheiten für den Antrag geprüft.

Anmerkung: Das Verfahren vor der Ethikkommission sollte den Prinzipien über den Rechtsgang folgen und dabei die tragenden Grundsätze des Prozeßrechts und des Verwaltungsverfahrens berücksichtigen.[95]

Die Ethikkommission wird nur auf Antrag tätig. Zieht der Arzt oder das Universitätsmitglied den Antrag zurück, endet das Verfahren und die Tätigkeit der Ethikkommission.

Der Arzt ist auf Bedenken gegen seinen Antrag baldmöglichst hinzuweisen. Er muß Gelegenheit erhalten, sich dazu zu äußern, sei es mündlich vor der Ethikkommission, sei es schriftlich, v. a. wenn die Ablehnung des Antrages ansteht.

Der Arzt hat Anspruch darauf, daß sein Antrag zügig behandelt wird. Mängel des Antrages, die zu einer Verzögerung führen, hat allerdings er zu vertreten, v. a. wenn er sich mit der Beseitigung von von der Ethikkommission angemahnten Mängeln ausgiebig Zeit läßt. Hier gibt es Verfahrensdauern von 12 Monaten und mehr, wobei nachweislich auf das eigentliche Verfahren vor der Ethikkommission nur wenige Wochen entfallen. Der Antrag ist in deutscher Sprache einzureichen. Fremdsprachige *investigator´s brochures* werden von den Ethikkommissionen aber zumeist stillschweigend akzeptiert.

Mitglieder, die selbst Antragsteller oder Mitantragsteller sind, sind von der Mitwirkung am Votum ausgeschlossen und sollten sich auch an der Beratung nicht aktiv beteiligen.

Die Ethikkommission ist beschlußfähig, wenn mindestens die Hälfte der vorgeschriebenen Mitglieder und ein weiteres Mitglied anwesend und keines davon wegen Befangenheit ausgeschlossen ist. Sie entscheidet unabhängig von der Konsensregelung in Absatz 7 mit einfacher Mehrheit in offener Abstimmung. Der Antragsteller hat Anspruch auf eine Begründung des Votums, v. a. des ablehnenden Votums. Sollen zustimmende Voten der Ethikkommissionen von anderen Ethikkommissionen übernommen werden, wie es die Verfahrensvorschriften für multizentrische klinische Prüfungen grundsätzlich vorsehen, so kann eine Übernahme des Votums nur dann geschehen, wenn auch dieses Votum begründet ist. In der Praxis ist bei multizentrischen klinischen Prüfungen allerdings zu beobachten, daß der Antragsteller zwar die Voten anderer Ethikkommissionen einreicht, die „Auflagen" oder „Bedingungen" der vorbeurteilenden Kommission aber meist nicht berücksichtigt. Eine Übernahme des (positiven) Votums der vorbeurteilenden Ethikkommission kann damit der nachbeurteilenden Kommission nicht anempfohlen werden.

Die Kommission kann den Antrag entweder zustimmend beurteilen oder ihn ablehnen. Nur mit einem (uneingeschränkt) zustimmenden Votum kann der Antragsteller mit der klinischen Prüfung beginnen, ansonsten läuft die 60-Tage-Frist für das Ersatzverfahren beim BfArM. Hat die Ethikkommission keine grundlegenden berufsethischen oder berufsrechtlichen Bedenken gegen die klinische Prüfung, fordert sie aber Ergänzungen oder Korrekturen etwa an der Patienteninformation oder der Einwilligungserklärung, so sollte sie das Votum erst erteilen, wenn die Änderungswünsche erfüllt sind. Erteilt sie ein

Votum unter Auflagen oder Bedingungen, so hat sie die Pflicht, zu kontrollieren, ob die Auflagen oder Bedingungen auch erfüllt worden sind. Hier entsteht ein nicht unerheblicher Mehraufwand an Überwachung, der aber zu leisten ist, weil es sich bei den Auflagen und Bedingungen, die ausgesprochen werden, häufig um solche handelt, die den Schutz des Patienten oder Probanden zum Ziel haben. Auch fühlen sich manche Antragsteller mit dem Votum unter Auflagen oder Bedingung berechtigt, mit der klinischen Prüfung beginnen zu dürfen. Dem darf die Ethikkommission durch ihr Verfahren nicht Vorschub leisten. Denn standesrechtlich ist der Arzt seiner Pflicht, sich beraten zu lassen erst nachgekommen, wenn er ein uneingeschränktes Votum in Händen hat.

An ein ablehnendes Votum der Ethikkommission ist der Antragsteller nicht gebunden, weil letztlich er selbst die rechtliche Verantwortung für die Durchführung seines Vorhabens trägt. Diejenige Einrichtung allerdings, an welcher ein derart von der Ethikkommission abgelehntes Vorhaben durchgeführt werden soll, darf dies bereits aus haftungsrechtlichen Gründen nicht zulassen.[96]

Die zustimmende Bewertung der Ethikkommission hat also uneingeschränkt zu erfolgen. Dies schon deshalb, weil das BfArM nur solche Bewertungen zu akzeptieren bereit ist. Das bereits vorstehend empfohlene Verfahren hat den Vorteil, daß es vor der Ethikkommission mit dem Votum erst einmal abgeschlossen ist. Beginnt der Arzt vor dem Vorliegen einer uneingeschränkt positiven Bewertung mit der klinischen Prüfung, so kann er sich Nach § 96 Nr. 10 AMG bei Medizinprodukten nach § 44 Nr. 4 MPG strafbar machen. Dies gilt auch, wenn mit der klinischen Prüfung begonnen wird, ehe der Nachweis über den Abschluß einer Probandenversicherung geführt wird. Weder die Ethikkommission noch die Institution, in der eine klinische Prüfung durchgeführt wird, dürfen ein derartiges Vorgehen des Leiters der klinischen Prüfung dulden. Es läge sonst ein Fall des Organisationsverschuldens vor.

Es gibt Ethikkommissionen, die dem Antragsteller eine positive Bewertung des Vorhabens bereits mitteilen, obwohl der Antrag noch nicht vollständig ist, weil z. B. wie meistens noch Änderungen an der Patienteninformation oder der Einwilligung vorzunehmen sind oder es fehlt der Nachweis über die Probandenversicherung. Erteilt die Ethikkommission in diesen Fällen ein positives Votum, welches unter der Erfüllung von Auflagen oder dem Eintritt einer Bedingung steht, so ist es die Pflicht der so handelnden Ethikkommission, die Erfüllung der Auflagen und den Eintritt der Bedingungen zu überwachen. Konsequenterweise müßten Ethikkommissionen, die derart verfahren, dem Antragsteller mitteilen, daß mit der klinischen Prüfung nicht begonnen werden darf, ehe nicht die Auflagen erfüllt oder die Bedingung eingetreten ist.

Ob die Bewertung einer klinischen Prüfung durch eine Ethikkommission einen Verwaltungsakt darstellt oder nicht und ob gegen eine ablehnende Bewertung Rechtsmittel bis hin zur Klage auf dem Verwaltungsrechtsweg gegeben sind (das Ersatzverfahren ist sicher kein derartiges Rechtsmittel, auch wenn seine Einleitung grundsätzlich möglich ist), ist unter den Autoren, die sich damit befaßt haben, streitig.[97]

Die bisher zu diesem Themenkomplex abgegebenen Stellungnahmen beziehen sich auf den Rechtszustand vor der 5. Novelle zum Arzneimittelgesetz und dem Inkrafttreten des Medizinproduktegesetzes. Die Bewertung einer klinischen Prüfung durch eine öffentlich-rechtliche Ethikkommission ist dem Antragsteller gegenüber eine Maßnahme auf dem Gebiet des öffentlichen Rechts, aber kein Verwaltungsakt. Rechtsstreite aus den dem Mitgliedsverhältnis des Arztes zur Universität oder zur Ärztekammer entspringenden Pflicht, sich beraten lassen zu müssen, gehören an die Verwaltungsgerichte und sind dort mit der allgemeinen Leistungsklage zu verfolgen.[98]

Ein Verwaltungsakt ist dagegen der Widerspruch des BfArM innerhalb der 60-Tage-Frist des Ersatzverfahrens mit der Begründung, die Durchführung der klinischen Prüfung widerspreche der öffentlichen Gesundheit und der öffentlichen Ordnung(§ 17 Abs. 6 MPG). Hiergegen ist die Anfechtungsklage zulässig. Eines Vorverfahrens bedarf es nicht, weil der Verwaltungsakt von einer obersten Bundesbehörde erlassen worden ist.

Die Mitteilung in der Patienteninformation, die klinische Prüfung sei von einer Ethikkommission oder gar von mehreren positiv beurteilt worden, wird zumeist in den dem Antragsteller vorformuliert gelieferten Patienteninformation werbend herausgestellt. Die Vorlage der klinischen Prüfung bei der Ethikkommission ist gesetzliche Pflicht und braucht deshalb nicht besonders hervorgehoben zu werden. Wohl dagegen der Name des industriellen Sponsors der klinischen Prüfung.

Grundsätzlich anerkennen Ethikkommissionen die Bewertung anderer öffentlich-rechtlich organisierter Ethikkommissionen. Es werden bei multizentrischen klinischen Prüfungen nur noch die Spezifika vor Ort geprüft.

Dieser Grundsatz gilt für alle multizentrischen klinischen Prüfungen, deren Prüfzentren sich über mehrere Kammerbezirke, Bundesländer oder gar Staaten erstrecken. Hier führt die standesrechtliche Pflicht des Prüfarztes, sich von einer Ethikkommission vor Ort beraten lassen zu müssen, zu erheblichem Aufwand an Zeit und Kosten. Gleichwohl kann es nicht angehen, daß nur das Votum der für den zentralen Leiter der klinischen Prüfung zuständigen Ethikkommission ausreichend sein soll, weil nämlich dann die weiteren Prüfeinrichtungen von der Durchführung klinischer Prüfungen in ihrem Bereich keine Kenntnis mehr erlangten. Gerade dies darf zum Schutz der Patienten einer Einrichtung keinesfalls eintreten. Letztlich läuft das Verfahren auf eine abgestufte Anhörung aller Beteiligten Ethikkommissionen unter Koordination durch diejenige des Sitzes der Studienleitung hinaus. § 17 Abs. 6 Satz 2 MPG spielt insoweit die Rolle des Vorreiters: für die klinische Prüfung von Medizinprodukten reicht die Vorlage eines Votums aus. Die Richtlinie der EU über die Durchführung klinischer Prüfungen von Arzneimitteln wird sich wohl auch für dieses Verfahren entscheiden, so jedenfalls der derzeit vorliegende Entwurf der Richtlinie. Aber sie sieht auch vor, daß die lokale Ethikkommission zu beteiligen ist.

§ 6 Meldung unerwünschter Ereignisse

(1)   Über alle schwerwiegenden oder unerwarteten unerwünschten Ereignisse, die während der Studie auftreten und die Sicherheit der Studienteilnehmer oder die Durchführung der Studie beeinträchtigen könnten, ist der Vorsitzende und der stellvertretende Vorsitzende der Ethikkommission unverzüglich zu unterrichten.

(2)   Beide Mitglieder entscheiden unverzüglich, ob die Meldung eine Neubewertung der Studie erforderlich macht. In diesem Fall entscheidet die Ethikkommission auf ihrer nächsten Sitzung.

(3)   Die Ethikkommission kann in diesem Fall ihren zustimmenden Beschluß ganz oder teilweise widerrufen oder weitere Auflagen erteilen. Dem Antragsteller ist Gelegenheit zur Stellungnahme einzuräumen.

Anmerkung: § 40 Abs. 1 Satz 4 AMG schreibt vor, über alle schwerwiegenden oder unerwarteten unerwünschten Ereignisse, die während der Studie auftreten und die Sicherheit der Studienteilnehmer oder die Studie beeinträchtigen können, müsse die Ethikkommission unterrichtet werden. Über die mögliche Reaktion der Ethikkommission sagt das Gesetz nichts. Die möglichen Reaktionen bis hin zum Widerruf der zustimmenden Bewertung sind in § 6 der Satzung geregelt. Bei der Meldung unerwünschter Ereignisse ist zumeist Eile geboten. Daher ist die Mitteilung an den Vorsitzenden der Kommission und den Stellvertreter vorgesehen. Die Entscheidung darüber, ob eine Neubewertung erforderlich werden könnte, obliegt den beiden Mitgliedern. Die Endentscheidung über die einzuleitenden Schritte trifft allerdings wieder die gesamte Kommission.

§ 7 Verantwortung des Antragstellers

Unabhängig von der Stellungnahme der Ethikkommission bleibt die Verantwortlichkeit des Antragstellers für sein Handeln bestehen.

Anmerkung: Die zustimmende Bewertung der Ethikkommission beendet deren Beratertätigkeit. Der Leiter der klinischen Prüfung ist – wie bereits oben ausgeführt – an die Beurteilung nicht gebunden. Allerdings trägt er rechtlich die Verantwortung für die Durchführung der klinischen Prüfung. Lehnt die Ethikkommission die Durchführung einer klinischen Prüfung in ihrem Zuständigkeitsbereich ab, dann muß die Einrichtung, an der sie dennoch durchgeführt werden soll, dafür sorgen, daß dieses Vorhaben unterbleibt.

§ 8 Kostenregelung

(1)   Soweit für Anträge ein industrieller Auftrag-/Zuwendungsgeber vorhanden ist, wird für die Tätigkeit der Ethikkommission Kostenersatz nach der im Verwaltungsrat beschlossenen Kostenregelung erhoben.

(2)   Die Mitwirkung der Kommissionsmitglieder ist für Mitglieder der Universität Dienstaufgabe. Sie erhalten hierfür keine Entschädigung. Gleiches gilt für Sachverständige, Gutachter und Hilfspersonen.

Anmerkung: Für die Mitglieder universitärer Ethikkommissionen ist die Mitwirkung darin Dienstaufgabe aus dem Professorenamt (soweit es sich bei den Mitgliedern um Professoren handelt) oder dem sonstigen Amt oder Dienstverhältnis. Für die Mitglieder der Ethikkommissionen bei den Ärztekammern ist die Mitwirkung Standespflicht. Letzere erhalten für ihre Mitwirkung Ersatz der Aufwendungen (Reisekosten etc. etc.), erstere nichts. Dennoch entstehen den die Ethikkommissionen tragenden Institutionen (Universitäten, Ärztekammern) durch die Verfahren vor der Ethikkommission Kosten.

Die Mitglieder der universitären Ethikkommissionen stehen während der Tätigkeit für die Ethikkommissionen für ihre übrigen Dienstaufgaben nicht zur Verfügung bzw. müssen sich hierin gegebenenfalls durch andere Professoren vertreten lassen. Nach dem Grundsatz:„Der Staat hat nichts zu verschenken" ist es nur gerechtfertigt, wenn der Auftraggeber der klinischen Prüfung, der die Ethikkommission mit der Prüfung beauftragt, die entstehenden Kosten tragen muß.

Geht es um den Ersatz von Auslagen oder Aufwendungen, so ist dieser so exakt wie möglich zu beziffern. Dies kann etwa dadurch geschehen, daß der der Professorenbesoldung zugrundeliegende Stundensatz errechnet wird (unter Einbeziehung aller möglichen Nebenkosten bei Besoldungsgruppe C 4 derzeit DM 130) und dieser mit dem tatsächlichen zeitlichen Aufwand und der Zahl der Mitglieder der Kommission multipliziert wird. Je nach der Zahl der der Kommission angehörenden Mitglieder beträgt der Aufwand ca. 2500 DM pro klinischer Prüfung. Aus dem Aufwendungsersatz ist auch der Aufwand zu bestreiten, der sich aus der Kommissionsarbeit selbst ergibt (Sekretariat, Materialkosten etc. etc.).

Die Kostenregelungen sind in den Statuten der Ethikkommissionen höchst unterschiedlich ausgestaltet. Überwiegend werden Gebühren erhoben und auf der Grundlage von Gebührenverzeichnissen oder Gebührenordnungen Gebührenbescheide erlassen. Der Höhe nach differieren die Gebühren erheblich, v. a. zwischen den Ärztekammern und den Universitäten. Keinesfalls darf der Eindruck entstehen, die Gebührenhöhe werde durch nicht sachgerechte Interessen – etwa fiskalische – beeinflußt, denn Gebühren werden für Amtshandlungen staatlicher Stellen erhoben.

§ 9 Inkrafttreten

(1)   Dieses Statut tritt an dem, dem Tag der Veröffentlichung in den Amtlichen Bekanntmachungen der Universität folgenden Tag in Kraft.

(2)   Zugleich tritt die Geschäftsordnung der Ethikkommission der Medizinischen Fakultät vom 17. Mai 1994 außer Kraft.

§ 10 Übergangsvorschrift

Die Mitglieder der bisherigen Ethikkommission der Medizinischen Fakultät der Universität gelten als Mitglieder der Ethikkommission gemäß § 3 dieses Statuts mit der darin vorgesehenen Amtszeit.

...   , den ...   Rektor

4. Prüfvertrag mit Erläuterungen

Vertrag

zwischen

dem Universitätsklinikum ...
vertreten durch den Leitenden Ärztlichen Direktor,
dieser vertreten durch den Verwaltungsdirektor ...   (Anschrift)

insoweit handelnd für die Klinik für ...
vertreten durch den Ärztlichen Direktor ...   (Anschrift)
                                                               (nachstehend: Prüfer)

und

Firma (Rechtsform), vertreten durch ...   (Anschrift)
                                                               (nachstehend: Sponsor)

Vorbemerkungen: Der Prüfvertrag ist zwischen dem Sponsor und dem zur Vertretung des Universitätsklinikums Berechtigten abzuschließen. Schließt lediglich der Leiter der klinischen Prüfung den Vertrag, so ist dieser bis zur Genehmigung durch den Vertretungsberechtigten des Universitätsklinikums schwebend unwirksam, §§ 184 f. BGB.[99]

Die klinische Prüfung von Arzneimitteln und Medizinprodukten ist Dienstaufgabe des Leiters der klinischen Prüfung,[100] auch wenn sie mit Mitteln Dritter (des Sponsors) durchgeführt wird. Eine klinische Prüfung als Nebentätigkeit durchzuführen, verbietet sich, weil dann die stationären Patienten, die hierfür benötigt werden, nicht zur Verfügung stehen.

Das Universitätsklinikum kann als Institution die klinische Prüfung nicht selbst durchführen, sondern ist dabei auf die Mitwirkung des Leiters derjenigen Klinik angewiesen, der die klinische Prüfung durchführen möchte. Daher muß auch er durch Unterzeichnung des Vertrages in das Rechtsgeschäft einbezogen werden.

§ 1 Vertragsgegenstand

Gegenstand des Vertrages ist die klinische Prüfung eines Medikaments (Medizinproduktes) unter der Bezeichnung ...   in der Klinik für ...   des Prüfers.

Anmerkung: Der Vertrag über die klinische Prüfung eines Arzneimittels oder Medizinproduktes ist ein Dienstvertrag im Sinne von § 611 BGB, nicht Werkvertrag.[101]

Es wird kein Erfolg geschuldet, sondern eine Dienstleistung höherer Art. Der Ort, an welchem die klinische Prüfung durchgeführt werden soll, ist möglichst genau anzugeben. Unterschriftsberechtigt ist der Leiter der Einrichtung, auch wenn einer seiner nachgeordneten ärztlichen Mitarbeiter die Leitung der klinischen Prüfung übernehmen sollte und hierfür die erforderliche Sachkunde besitzt (2jährige Erfahrung bei der Durchführung klinischer Prüfungen).

§ 2 Verpflichtung des Prüfers

(1)   Der Prüfer verpflichtet sich, die klinische Prüfung im Zeitraum vom ...   bis ... nach dem Prüfplan (Anlage 1), den er für verbindlich anerkennt, in der Klinik für ... durchzuführen.

(2)   Der Prüfer ist verpflichtet, folgende Regeln und Vorschriften einzuhalten:
    – Regeln „Good Clinical Practice"
    – Deklaration von Helsinki
    – Berufsordnung für Ärzte der jeweiligen Landesärztekammer
    – Vorschriften des Arzneimittelgesetzes (Medizinproduktegesetz)
    Der Prüfer wird seine Prüfärzte über die vorgenannten Regeln und Vorschriften informieren, auf ihre Einhaltung verpflichten und auf die Folgen von Verstößen hiergegen hinweisen.

(3)   Alle vom Sponsor zur Verfügung gestellten Medikamente wird der Prüfer nur im Rahmen des Prüfplanes anwenden und nicht zu anderweitigen Experimenten verwenden. Nach Abschluß der klinischen Prüfung verbleibende Restbestände des Prüfmedikaments werden unverzüglich zurückgegeben. Etwaige Fehlbestände sind gesondert zu dokumentieren.

(4)   Alle Daten, die im Rahmen der klinischen Prüfung anfallen, werden dem Sponsor unter Beachtung datenschutzrechtlicher Vorschriften unverzüglich zugänglich gemacht.

(5)   Der Prüfer stimmt regelmäßigen Besuchen von Monitoren zu und ist mit der Überprüfung des Fortganges der klinischen Prüfung und der Vollständigkeit der Datenerhebung einverstanden. Hierzu gehört auch der nach GCP vorgesehene Vergleich mit den Quelldaten.

(6)   Der Prüfer versichert, daß er keinen Verpflichtungen – vertraglichen und außervertraglichen – unterliegt, die die Durchführung der klinischen Prüfung verhindern oder verbieten würde.

Anmerkung: Es empfiehlt sich für die zeitliche und inhaltliche Durchführung der klinischen Prüfung den Studienplan, wie er der Ethikkommission zur Begutachtung vorgelegen hat, als Anlage zum Bestandteil des Vertrages zu machen.

Bedeutsam ist auch, den Leiter der klinischen Prüfung dazu zu verpflichten, die wesentlichen für den Bereich der klinischen Prüfung geltenden Vorschriften zu beachten und einzuhalten. Diese Verpflichtung hat wiederum der Leiter der klinischen Prüfung an die nachgeordneten Prüfärzte weiterzugeben und, was wichtiger ist, ihre Einhaltung auch zu kontrollieren.

Wichtig ist auch die Verpflichtung, das Prüfmedikament nur zum Zweck der klinischen Prüfung zu verwenden. Denn nach den Vorschriften des AMG darf es nur hierfür verwendet werden und ist nach § 21 Abs. 2 Nr. 2 AMG auch nur deshalb von der Zulassungspflicht befreit.

Die Weitergabe der Daten an den Sponsor und die Überprüfung der Quelldaten durch Monitore (des Sponsors oder damit Beauftragter) bereitet dann keine Schwierigkeiten, wenn die Patienten oder Probanden entsprechend § 40 Abs. 1 Nr. 2 AMG in diese Weitergabe und Einsichtnahme (beschränkt auf die für die klinische Prüfung wesentlichen Teile der Patientenakte) zu Studienzwecken eingewilligt haben.[102]

Der Leiter der klinischen Prüfung muß sich vor Abschluß des Prüfvertrages auch darüber im Klaren sein, ob er nicht durch vertragliche oder außervertragliche Verpflichtungen gehindert sein könnte, die klinische Prüfung durchzuführen, z. B. durch Tätigkeit (auch eine frühere) für einen der Wettbewerber des Sponsors auf dem Gebiet, auf dem die klinische Prüfung durchgeführt werden soll.

§ 3 Verpflichtung des Sponsors

(1) Der Sponsor stellt dem Prüfer die Ergebnisse über die chemische/pharmazeutische, toxikologische und pharamakologische Prüfung des Medikaments sowie klinische Daten und Ergebnisse (einschließlich früherer oder noch laufender klinischer Prüfungen) zur Verfügung.

(2) Der Sponsor stellt das vollständig charakterisierte Prüfmedikament zur Verfügung.

(3) der Sponsor übernimmt die Meldung der klinischen Prüfung bei der für den Prüfer zuständigen Aufsichtsbehörde. Er stellt die notwendigen Dokumente zur Einreichung bei der Ethikkommission zur Verfügung.

(4) Der Sponsor stellt die für die Dokumentation der Prüfung erforderlichen Materialien zur Verfügung, die sein Eigentum bleiben.

(5) Der Sponsor schließt für die klinische Prüfung eine Probandenversicherung bei der ...   Versicherung ab und sorgt für ihren Erhalt während der klinischen Prüfung.

(6) Die Honorierung des Prüfers erfolgt in dem in Anlage 2 zu diesem Vertrag festgehaltenen Modus auf ein vom Prüfer zu benennendes Konto (Drittmittelkonto). Die Unterstützung bei den Monitoringmaßnahmen sind im Honorar inbegriffen. Eine gegebenenfalls erforderliche Aufteilung des Honorars ist Sache des Prüfers.

(7) Sollte ein Patient die klinische Prüfung abbrechen oder die klinische Prüfung insgesamt abgebrochen werden, so werden nur die bis zum Zeitpunkt des Ausscheidens oder des Abbruchs erbrachten Leistungen honoriert.

(8) Folgende für die Durchführung der klinischen Prüfung erforderlichen Untersuchungen erstattet der Sponsor gegen gesonderte Rechnung

Anmerkung: Die Durchführung einer klinischen Prüfung ist nach § 67 Abs. 1 AMG (für Medizinprodukte nach § 25 MPG und der nach § 26 Abs. 2 MPG noch zu erlassenden Rechtsverordnung) der zuständigen Behörde anzuzeigen. Es ist dies, sofern im Vertrag nicht anders geregelt, Aufgabe des Leiters der klinischen Prüfung. Der Verstoß hiergegen kann als Ordnungswidrigkeit nach § 97 Abs. 2 Nr. 7 AMG verfolgt werden (vgl. § 45 Abs. 2 Nr. 12 MPG).[103]

Die zur Dokumentation der klinischen Prüfung erforderlichen Materialien bleiben Eigentum des Sponsors. Das heißt, sie werden auch nicht durch Verarbeitung (indem z. B. Formulare ausgefüllt werden) nach § 950 BGB Eigentum des Prüfarztes oder des Universitätsklinikums.[104]

Dieser Eigentumserwerb kraft Gesetzes wird durch Absatz 4 gerade ausgeschlossen. Die Materialien der klinischen Prüfung sollen auch nicht Bestandteil der Krankenakte sein oder werden.

Der Abschluß der Probandenversicherung ist obligatorisch, der Patient oder Proband über ihr Bestehen aufzuklären. Soll die Honorierung nicht durch einen Pauschalbetrag pro einbezogenem Patienten oder Probanden erfolgen, empfiehlt es sich, die genauen Modalitäten in einer Anlage zum Vertrag gesondert festzulegen.

Studienbedingte Mehrkosten dürfen den Krankenkassen der Patienten nicht auferlegt werden. Daher hat der Sponsor die studienbedingten Untersuchungen gesondert zu erstatten. Es empfiehlt sich, die entsprechenden Untersuchungen vorab festzulegen und sie dem Träger der Einrichtung gegen Nachweis gesondert zu erstatten. Von einer Erstattung aus dem Honorar des Leiters der klinischen Prüfung ist abzuraten.

§ 4 Grundsätze der Kooperation

(1)   Ansprechpartner beim Sponsor ist ...

(2)   Leiter der klinischen Prüfung ist ...

(3)   Ansprechpartner beim Prüfer ist ...
Der Prüfer ist berechtigt, weitere Prüfärzte hinzuzuziehen.

(4)   Über alle schwerwiegenden oder unerwarteten unerwünschten Ereignisse, die während der klinischen Prüfung auftreten und die Sicherheit der Studienteilnehmer oder die Durchführung der klinischen Prüfung beeinträchtigen könnten, wird der Prüfer den Sponsor und dieser die Ethikkommission unverzüglich informieren.

Anmerkung: § 40 Abs. 1 Satz 4 AMG bestimmt, daß schwerwiegende oder unerwartete Ereignisse während der klinischen Prüfung der zuständigen Ethikkommission mitzuteilen sind, regelt aber nicht, wer dies tun soll. Es soll dies Aufgabe des Sponsors sein (der im übrigen diese Ereignisse nach § 29 Abs. 1 AMG der zuständigen Bundesoberbehörde zu melden hat).

§ 5 Vertraulichkeit

(1)   Der Prüfer verpflichtet sich, jegliche Informationen, die ihm vom Sponsor bereitgestellt werden und alle Daten, die aus der klinischen Prüfung resultieren, vertraulich zu behandeln. Dies gilt auch für Materialien, die der Sponsor dem Prüfer zur Durchführung der klinischen Prüfung überläßt und die dessen Eigentum bleiben. Eine Weitergabe von Daten, Ergebnissen und Materialien ist nur mit Einwilligung des Sponsors zulässig, es sei denn es handle sich um Daten und Ergebnisse, die
– schon vor der Übergabe vom Sponsor an den Prüfer bekannt waren,
– nach der Übergabe durch eine Publikation oder auf andere Weise bekannt geworden sind,
– und für die der Prüfer den Nachweis erbringen kann, daß sie schon vor der Übergabe durch den Sponsor in seinem Besitz waren und er diesen nicht durch den Sponsor erlangt hat.

(2)   Der Prüfer wird Prüfärzte, die er zulässigerweise zur Durchführung der klinischen Prüfung heranzieht schriftlich auf die Pflicht zur Vertraulichkeit verpflichten.

(3)   Die Pflicht zur Vertraulichkeit gilt auch 3 Jahre nach Abschluß dieses Vertrages fort.

Anmerkung: An der Geheimhaltung der Informationen, die der Leiter der klinischen Prüfung erhält oder erarbeitet, hat der Sponsor ein hohes Interesse. Ein solches Interesse besteht nur dann nicht, wenn die Informationen bereits bekannt waren, also kein Geheimnis mehr darstellen.

§ 5 Abs. 1 regelt, daß es Aufgabe des Prüfers ist, nachzuweisen, daß es sich bei den offenbarten Informationen um solche handelte, die bereits bekannt waren.

Wichtig ist auch, daß alle an der klinischen Prüfung Mitwirkenden ebenfalls schriftlich auf die Pflicht zur Geheimhaltung verpflichtet werden. Dies gilt auch für die Mitglieder der Ethikkommission.

§ 6 Veröffentlichungen

(1) Der Sponsor anerkennt die grundsätzliche Pflicht des Prüfers zur Veröffentlichung wissenschaftlicher Ergebnisse der klinischen Prüfung. Der Sponsor muß jedoch Gelegenheit haben, entstehende Schutzrechte vor der Veröffentlichung zu sichern.

(2) Zu diesem Zweck wird der Prüfer das Manuskript beim Sponsor vor der Veröffentlichung zur Prüfung vorlegen. Dieser wird binnen 30 Tagen über die Zustimmung entscheiden. Er wird die Zustimmung nicht unbillig verweigern.

Anmerkung: § 23 Abs. 2 Hochschulrahmengesetz (HRG) verpflichtet die Universitäten zu regelmäßigen Berichten über ihre Forschung. Daraus ist der Grundsatz abzuleiten, daß Forschungsergebnisse, die an den Hochschulen erzielt werden, grundsätzlich nicht geheimgehalten werden sollen.

Diesem Grundsatz trägt § 6 Rechnung. Allerdings wird den Interessen des Sponsors Rechnung getragen, schutzrechtsschädliche Vorveröffentlichungen von Ergebnissen verhindern zu können. Eine zeitnahe Veröffentlichung der Ergebnisse aus der klinischen Prüfung wird dadurch zwar aufgeschoben, aber nicht gänzlich verhindert. Dem Wissenschaftler, der die Veröffentlichung beabsichtigt, ist eine derartige Zeitspanne des Zuwartens zumutbar.

§ 7 Daten, Ergebnisse, Patente

(1) Alle Ergebnisse aus der klinischen Prüfung werden Eigentum des Sponsors. Der Sponsor hat das Recht, auf seine Kosten sämtliche Erfindungen aus der klinischen Prüfung unter diesem Vertrag in Ländern seiner Wahl zum Schutzrecht anzumelden.. Der Prüfer bietet sie dem Sponsor an. Dieser nimmt das Angebot an.

(2) Erfindungen von Prüfärzten und sonstigen Mitarbeitern des Prüfers nimmt dieser uneingeschränkt in Anspruch und überträgt sie dem Sponsor. Dieser stellt den Prüfer von Ansprüchen auf eine Arbeitnehmererfindervergütung, sei sie einvernehmlich oder gerichtlich zuerkannt, frei.

(3) Beabsichtigt der Sponsor eine Erfindung nach Abs. 1 nicht zum Schutzrecht anzumelden, so wird er diese Absicht dem Prüfer rechtzeitig schriftlich mitteilen und ihm das Schutzrecht zur kostenlosen Übernahme anbieten. Erklärt der Prüfer binnen 4 Wochen nach Zugang der Mitteilung die Annahme, so hat er die Kosten der Fortführung und Aufrechterhaltung dieses Schutzrechts zu tragen.

(4) An Schutzrechten nach Abs. 1 erhält der Prüfer ein nicht ausschließliches, nicht übertragbares Nutzungsrecht zu Zwecken von Forschung und Lehre.

Anmerkung: Sollten aus der klinischen Prüfung schutzrechtsfähige Ergebnisse entstehen, so wird der Sponsor, der für die Durchführung der klinischen Prüfung bezahlt, diese Rechte auch erwerben und nutzen wollen. Deshalb ist die sofortige Übertragung der Rechte zur Anmeldung durch den Sponsor vorgesehen.[105]

Bisher wenig gebräuchlich, aber denkbar ist dieAnmeldung von Erfindungen durch das Universitätsklinikum unter Erteilung einer ausschließlichen und zeitlich befristeten Lizenz an den Sponsor.

Gehört der Leiter der klinischen Prüfung nicht als Professor zu den von § 42 ArbEG begünstigten Forschern, so ist auf den Leiter der klinischen Prüfung und die Prüfärzte das Gesetz über Arbeitnehmererfindungen (ArbEG) anwendbar.[106]

In diesem Fall hat das Universitätsklinikum die gemeldete Arbeitnehmererfindung unbeschränkt in Anspruch zu nehmen und die Rechte hieran auf den Sponsor zu übertragen. Nimmt der Arbeitgeber die Erfindung in Anspruch, so steht dem Arbeitnehmererfinder eine Arbeitnehmererfindervergütung zu. In der gewählten Formulierung stellt der Sponsor den Arbeitgeber von dieser Verpflichtung zur Zahlung einer Arbeitnehmererfindervergütung frei. Meldet das Universitätsklinikum die Erfindung, wie oben angeführt, selbst an, so entfällt natürlich die Freistellung von der Zahlung der Arbeitnehmererfindervergütung

§ 8 Archivierung

Der Prüfer wird Krankenakten von Patienten, die in die klinische Prüfung einbezogen wurden, im Original für die Dauer von 15 Jahren aufbewahren.

Anmerkung: Wird die klinische Prüfung von Arzneimitteln an Patienten durchgeführt, finden sich in der Krankenakte Hinweise auf eine Einbeziehung des Patienten in die klinische Prüfung. Die Übereinstimmung der beim Patienten erhobenen Befunde mit der Dokumentation der klinischen Prüfung auf Korrektheit zu überprüfen, ist Aufgabe des Monitors. Sollten sich auch nach Abschluß der klinischen Prüfung Ungereimtheiten herausstellen, so muß die Möglichkeit bestehen, diese Widersprüche aufzuklären. Dazu ist es erforderlich, daß die Originalkrankenakte noch vorhanden ist. Kapitel 3, 3.17, der GCP sieht daher vor, daß die Krankenunterlagen längstmöglich, mindestens aber 15 Jahre aufbewahrt werden sollen. Eine Mikroverfilmung vor diesem Zeitpunkt scheidet regelmäßig aus, weil die unterschiedlichen Eintragungen in der Krankenakte in der Mikroverfilmung normalerweise nicht mehr nachzuvollziehen sind. Auf diesen Punkt ist zu achten, weil Krankenhäuser die Akten aus verständlichen Platzgründen häufig nicht so lange aufbewahren können und wollen.

§ 9 Schlußbestimmungen

(1)   Dieser Vertrag tritt mit der Unterzeichnung in Kraft.

(2)   Der Sponsor kann diesen Vertrag kündigen, sofern die klinische Prüfung aus wissenschaftlichen Gründen abgebrochen werden muß. Die Kündigung muß schriftlich erfolgen.

(3)   Die Unwirksamkeit einer Bestimmung dieses Vertrages berührt den restlichen Vertrag nicht. Die Vertragsparteien verpflichten sich, die unwirksame Bestimmung durch eine solche zu ersetzen, die dem von den Vertragsparteien intendierten wirtschaftlichen Zweck in rechtlich zulässiger Weise am nächsten kommt.

(4)   Änderungen und Ergänzungen dieses Vertrages bedürfen der Schriftform. Dies gilt auch für die Vereinbarung über die Schriftform.

(5)   Diesem Vertrag sind als wesentliche Bestandteile folgende Anlagen beigefügt:
Anlage 1:   Prüfplan
Anlage 2:   Modus der Honorierung

(6)   Der vorliegende Vertrag wurde in ...   Exemplaren ausgefertigt. Nebenabreden wurden nicht getroffen.

...   , den ...

Sponsor   Verwaltungsdirektor   Ärztlicher Direktor

IV. Anmerkungen, Rechtsprechung und Literatur

1. Anmerkungen und Rechtsprechung

1 AMG (letzte Bekanntmachung am 19.10.1994, BGBl. I S. 3018) zuletzt geändert durch 6. Gesetz zur Änderung des AMG vom 20.12.1996 (BGBl. I S. 2084); MPG v. 2.8.1994 (BGBl. I S. 1963); TPG v. 05.11.1997 (BGBl. I S. 2631).

2 Die Änderungen der 7. und 8. Novelle zum AMG sind bereits eingearbeitet.

3 Zu der landesrechtlichen Bildung von Ethikkommissionen vgl. E. Deutsch, Medizinrecht[3] (1997), Rz. 597; R. Ratzel, H.-D. Lippert, Kommentar zur MBO (1998), § 15.

4 Revidierte Deklaration von Helsinki i.d.F. von 1996 in Summerset-West (noch unveröffentlicht).

5 Trials of war criminals before the Nuremberg military tribunals (1949); Menschenrechtsübereinkommen zur Biomedizin des Europarats, vorläufige Übersetzung der deutschen Delegation, abgedruckt bei E. Deutsch, Medizinrecht[3], S. 690 ff.

6 Auskunft des Bundesministeriums für Gesundheit vom 14.05.1997.

7 Vgl. E. Deutsch, Verkehrssicherungspflicht bei klinischer Forschung – Aufgabe der universitären Ethikkommissionen? MedR 1995, 483; G. Hopf, H. Holtheide, R. Schäfer, Anmerkungen zur Arbeit einer Ethikkommission, Rh.ÄBl. 1996, Heft 2 S. 18. Vgl. auch zur Aufgabe einer Ethikkommission: Weiss v. Solomon, Cour supérieur de Québec v. 23.02.1989, 48 C.C.L.D. 280.

8 Vgl. R. Bork, Das Verfahren vor den Ethikkommissionen der medizinischen Fachbereiche (1984); J. Czwalinna, Ethikkommission - Forschungslegitimation durch Verfahren (1987); E. Deutsch, NJW 1981, 615 f.

9 Zur Normenkonkurrenz vgl. R Dietz, Anspruchskonkurrenz bei Vertragsverletzung und Delikt (1934); F. Lent, Die Gesetzeskonkurrenz im bürgerlichen Recht und Zivilprozeßrecht I (1912); aus neuerer Zeit: P. Schlechtriem, Vertragsordnung und außervertragliche Haftung (1972).

10 Vgl. H. Kollhosser, Juristische Fragen in Ethikkommissionen, in: Medizinische Ethikkommissionen – Aspekte und Aufgaben, Symposiumsbericht, Schriften der Vereinigung der Freunde der Medizinischen Fakultät der Westfälischen Wilhelms-Universität zu Münster, Nr. 4 (1980), 37; E. Deutsch, Medizinrecht[3], Rz. 633.

11 A. Sander, AMG, § 40 Anm. 18 ff.; G. Fischer, Medizinische Versuche am Menschen (1979), 63 ff.

12 VGH Kassel, NJW 1994, 812 hat diese Frage nicht entschieden. Vgl. im übrigen die bei E. Deutsch, Medizinrecht[3], Rz. 591 ff. zitierten Angaben.

13   Vgl. zum Vorstehenden R. Ratzel, H.-D.Lippert, Kommentar zur MBO, § 15, Rz. 1.

14   Zur Verkehrssicherungspflicht bei klinischer Forschung vgl. E. Deutsch, MedR 1995, 483; G. Hopf, H. Holtheide, R. Schäfer, Anmerkungen zur Arbeit einer Ethikkommission, Rheinisches Ärzteblatt 1996, 18.

15   Zum Verhältnis von Rechtsgutachten und Voten der Ethikkommissionen vgl. E. Samson, Über Sinn und Unsinn von Ethikkommissionen, DMW 1981, 667; E. Deutsch, Medizinrecht[3], Rz. 604.

16   Zu den Finanzierungsfragen und Ethikkommissionen vgl. E. Deutsch, Medizinrecht[3], Rz. 603.

17   G. Fischer, Medizinische Versuche, 71; A. Laufs, Arztrecht[5], Rz. 687 f.; A. Eser, Humanexperiment, 213 f.

18   A. Laufs, Medizin und Recht im Zeichen des technischen Fortschritts (1978), 25.

19   Vgl. FAZ 23.1.1981: „Gutachter: Keine unzulässigen Experimente an der Kieler Kinderklinik". Dazu E. Deutsch, FAZ 06.02.1981: „Experimente und Kommissionen".

20   So für Bayern, vgl. DÄBl. 89, 2696.

21   So etwa in Bescheiden der Ethikkommission der Christian-Albrechts-Universität zu Kiel vom 29.08.1991 und der Ethikkommission der Justus-Liebig-Universität Gießen vom 01.10.1991.

22   R. Ratzel, H.-D. Lippert, Kommentar zur MBO, § 15, Rz. 1. Als an Ärzte gerichtete Standespflicht zur Beratung ist sie verfassungsrechtlich neutral, vgl. M. Schröder, VersR 90, 243.

23   J. Czwalinna, MedR 86, 306 f.

24   G.S. Robertson, The law of institutional review boards, UCLA L. Rev. 79, 487; E. Deutsch, Das Recht der klinischen Forschung am Menschen, 116.

25   G.S. Robertson, a.a.O., 492; E. Deutsch, a.a.O.; K. Scholz u. T. Stoll, MedR 90, 61 f.; zum Rechtstatsächlichen vgl. J. Czwalinna, MedR 86, 308 f.

26   Patientenschutz statt Artenschutz, Mabuse 95, 45; Konferenz der Kittel, Die Woche v. 18.08.1995, S. 31. Die Regelung erfolgte in den §§ 15a ff. des Hamburgischen Ärztegesetzes, GesVOBl. 1995, 232 f.

27   Vgl. § 6a Heilberufsgesetz NRW und § 4a Kammergesetz Baden-Württemberg, beides abgedruckt bei E. Deutsch, Ein Musterstatut für institutionelle Ethikkommissionen, GRP 95, 3 f.

28   Vgl. VGH Kassel NJW 1994, 812 (Pharmafirma in Hessen nicht durch Satzung gebunden); AG Heidelberg v. 27.05.1997 – Az. 24 C 71/97 (Pharmafirma hatte sich einer auswärtigen Ethikkommission nicht unterworfen).

29   Vgl. AG Heidelberg, a.a.O.

30   Vgl. § 6a Abs. 2 des Heilberufsgesetzes des Landes Hessen, GVBl. 1994, 598.

31   § 15d Abs. 1 Hamburgisches Ärztegesetz.

32   VGH Kassel, NJW 1994, 812 (Arzt als Inhaber einer freien Ethikkommission in einem anderen Bundesland kann nicht gegen die Hessische Ärzteordnung klagen).

33 Entwurf eines 8. Gesetzes zur Änderung des AMG, Nr. 19. B. Sträter, Zur Mitwirkung lokaler Ethikkommissionen an multizentrischen Studien, PharmaR
    97, 337 empfiehlt sogar den Ärzten wegen der von ihm gesehenen Zuständigkeitsprobleme, das Standesrecht nicht zu beachten.

34 Vgl. genauer E. Deutsch, Medizinrecht[3], Rz. 1008.

35 H. Hippius, K. Überla, G. Laakmann, J. Hasford, Das Placebo-Problem (1986)
    mit Beiträgen von E. Samson, H.-L. Schreiber und J. Jesdinsky; H.-L. Schreiber, MMW 1986, 857.

36 H. Helmchen u. H. Lauter, Dürfen Ärzte mit Demenzkranken forschen?
    (1995); H. Holzhauer, Zur klinischen Prüfung von Medikamenten an Betreuten, NJW 1992, 2325; H. Lauter, Die Bedeutung der Einwilligung für die Legitimation des ärztlichen Handelns aus medizinisch-psychiatrischer Sicht,
    EthikMed 1996, 68; LG Göttingen VersR 1990, 1401 (Frau des narkotisierten
    Patienten als Vertreter).

37 Zur vermuteten Zustimmung vgl. E. Deutsch, Medizinrecht[3], Rz. 546; H.
    Helmchen u. H. Lauter, a.a.O.

38 Vgl. F.-J. Illhardt, Medizinische Ethik (1985); W. Wieland, Strukturwandel der
    Medizin und ärztliche Ethik (1986), §§ 1 und 5; H. Sass u. H. Viefhues, Ethik
    in der ärztlichen Praxis und Forschung (1988); W. Creutzfeldt, Ärztlicher
    Ethos im medizinisch-industriellen Komplex, MedKlin 1993, 658 f.; H.-G.
    Koch, Medizinrecht: Ersatz oder Pendant medizinischer Ethik? EthikMed
    1994, 2; D. Giesen, International medical malpractice law, Rz. 1417.

39 Die Deklarationen sind abgedruckt bei E. Deutsch, Medizinrecht[3], Rz. 1031 ff.

40 Revidierte Deklaration von Helsinki I.11.; vgl. auch Kauffman, Drug trials on
    children: ethical, legal and practical issues, J Clin Pharmacol 1994, 296.

41 Vgl. auch E. Deutsch, Medizinrecht[3], Rz. 596, 786.

42 H.D. Görlich, Anzeige von Nebenwirkungen aus klinischen Prüfungen nach
    der 5. AMG-Novelle, PharmaR 1995, Aktuelle Seiten 1 f.

43 R. Ratzel, H.-D. Lippert, Kommentar zur MBO (1995), §1, Rz. 34 ff.

44 Vgl. R. Bork, Das Verfahren vor den Ethikkommissionen der medizinischen
    Fachbereiche (1984), 101 ff. Zweifelnd R. Ratzel, H.-D. Lippert, Kommentar
    zur MBO, § 15, Rz. 23.

45 Vgl. den kanadischen Fall: Weiss v. Solomon, Cour Supérieur de Québec v.
    23.02.1989, 48 C.C.L.D. 280 (bei einem wissenschaftlichen Versuch über die
    Verträglichkeit von Augentropfen waren Personen mit schweren Herzleiden
    nicht ausgeschlossen worden).

46 Vgl. Bremisches GBl. 1995, 184, § 30 „Die Entscheidung soll begründet werden".

47 Auch R. Ratzel, H.-D. Lippert, Kommentar zur MBO, § 15, Rz. 21 sehen nur eine Verpflichtung zur Begründung ablehnender Entscheidungen.

48 Ethikkommissionen: Verfahrensgrundsätze, DÄBl. 91, A-2656; B-1779. Vgl.
    auch DÄBl. 94, B-1514.

[49] Vgl. R. Bork, Das Verfahren vor den Ethikkommissionen der medizinischen Fachbereiche (1984), S. 94; J. Czwalinna, a.a.O.; E. Deutsch, NJW 81, 615 f.

[50] Ethical considerations of human investigation in developing countries, CIOMS.

[51] Anders G. Pfeiffer, VersR 94, 1382: „Der Landesgesetzgeber darf Zuständigkeitsregelungen nicht vornehmen."

[52] D.M. Carid und N. Clemens u. a., Bewertung der Zusammenarbeit mit Ethikkommissionen aus Sicht der Fachgesellschaft der Ärzte in der pharmazeutischen Industrie, PharmInd 95, 100, berichten darüber, daß die Mehrzahl der Antragsteller die Zusammenarbeit mit ihrer Ethikkommission als zufriedenstellend einstufen.

[53] Bedenken gegen das rein schriftliche Verfahren bei J. Czwalinna, MedR 86, 308.

[54] Vgl. Deutsch, Medizinrecht[3], Rn. 618.

[55] Würde man sich an die Ablehnung innerhalb des Großklinikums nicht halten, so läge darin ein haftungsbegründendes Verschulden. Es ist organisationsrechtlich vorzusehen, daß abgelehnte Versuche nicht an der Klinik selbst durchgeführt werden.

[56] Vgl. Bremisches GBl 1995, 184, § 30 „Die Entscheidung soll begründet werden".

[57] Legaldefinition in § 35 S. 1 VwVfG.

[58] Vgl. jetzt auch H.-D. Lippert, DMW 95, 1296; ders.: noch anders zu den rein beratenden Ethikkommission, in: R. Ratzel, H.-D. Lippert, Kommentar zur MBO, § 15, Rz. 1 unter Hinweis auf den „empfehlenden Charakter"; K. Grupp, a.a.O. spricht sich leider nicht zur Qualifikation der Entscheidung der Ethikkommission aus.

[59] So etwa M. Neuberger, Ethics and health care. The role of research ethic committees in the United Kingdom 1992 und The Lancet 92, 1106.

[60] Ebenso H.-D. Lippert, DMW 95, 1297. Anders C.D. Classen, MedR 95, 149, welcher der Ethikkommission die Kompetenz bestreitet, nach Beginn des Experiments zu intervenieren. Dies sei allein Sache der staatlichen Überwachungsbehörde, zu deren Partner jetzt die Ethikkommission geworden ist.

[61] H.-D. Lippert, a.a.O.

[62] E. Deutsch, NJW 81, 616.

[63] Vgl. R. Bork, a.a.O., 101 ff.; Zweifel daran bei R. Ratzel, H.-D.Lippert, Kommentar zur MBO, § 15, Rz. 22.

[64] Siehe genauer E. Deutsch, a.a.O.

[65] H.-D. Lippert, DMW 95, 1296 bezeichnet die verschiedenen Regelungen als „Geniestreich des Gesetzgebers".

[66] Die Frage von H.-D. Lippert, Müssen Universitäten Ethikkommissionen einrichten? Mitteilungen des Hochschulverbandes 91, 240, müßte heute schlicht mit ja beantwortet werden.

[67] H. Kollhosser, Juristische Fragen in Ethikkommissionen, in: Medizinische Ethikkommissionen, Aspekte und Aufgaben, Symposionsbericht, Schriften

der Vereinigung der Freunde der medizinischen Fakultät der Westfälischen Wilhelms-Universität zu Münster, Nr. 4 (1980), 37 (40); G. Fischer, Medizinische Versuche, 100.

68 C. v. Bar, G. Fischer, NJW 80, 2734; M. Kreß, Die Ethikkommission im System der Haftung bei der Planung und Durchführung von medizinischen Forschungsvorhaben am Menschen (1990); S. Scheffold, Haftungsfragen im Zusammenhang mit der Tätigkeit von IRBs und von Ethikkommissionen (1992).

69 K. Grupp, Zur Stellung von Ethikkommissionen unter öffentlich-rechtlichen Aspekten, in: Bioethik und Menschenrechte, 125 (138); E. Deutsch, Verkehrssicherungspflicht bei klinischer Forschung – Aufgabe der universitären Ethikkommissionen?, MedR 95, 483. Eine Verkehrssicherungspflicht bejahen auch G. Hopf, H. Holtheide, R. Schäfer, Anmerkungen zur Arbeit einer Ethikkommission, Rh.ÄBl. 96, 18.

70 R.Ratzel, H.-D. Lippert, Kommentar zur MBO, § 15, Rz. 24.

71 Hamburgisches Ärztegesetz, § 15c (Begründung S. 17): „Die Ethikkommission wird nur beratend tätig. Die Verantwortlichkeit für das Forschungsvorhaben ist unteilbar und bleibt beim Antragsteller.“ Ethikkommission der Medizinischen Fakultät der Universität Würzburg v. 27.05.1992: „Die ärztliche und juristische Verantwortung verbleibt jedoch uneingeschränkt beim Projektleiter und seinen Mitarbeitern, so daß alle zivil- und haftungsrechtlichen Folgen, die sich ergeben könnten, von dieser Seite zu tragen sind.“

72 Vgl. C. v. Bar, G. Fischer, a.a.O., 2739 f.

73 Vgl. den Fall Baily v. Mandel. Vgl. dazu genauer E. Deutsch, Das Recht der klinischen Forschung am Menschen, 58; G. S. Robertson, UCLA L. Rev. 79, 533, Fn. 245. Über die Haftung der amerikanischen Ethikkomitees berichtet A. Merritt, The tort liability of hospital ethics committees, Southern Californa Law Review 60 (1987), 1239.

74 A. Merritt, a.a.O., 1297, hält gleichfalls dafür, daß jedes Ausschußmitglied dem Patienten gegenüber eine Pflicht hat. Diese kann nur auf schonende Behandlung gehen.

75 Süddeutsche Zeitung vom 23.01.1990, S. 13: „Strafanzeige ... gegen die Mitglieder der Ethikkommission der Medizinischen Fakultät der Universität ...“. Allerdings beruhte die Anzeige auf einem Fernsehbericht, der als entstellend und unkorrekt dargestellt aufgefaßt worden ist, vgl. H. Hippius, MMW 131 (1989), H. 49, S. 35, 38.

76 G. Tiedemann, Zur strafrechtlichen Bedeutung des sog. Versuchs bei der klinischen Arzneimittelprüfung, in: F.S. Schmitt (1992), 139, 156, zeigt auch die möglichen Grenzen einer strafrechtlichen Haftbarkeit der Mitglieder der Ethikkommission auf.

77 H.-J. Wolff, O. Bachof, R. Stober, Verwaltungsrecht I^{10}, § 42, Rz. 22 „Gebühren sind Geldleistungen, die als Gegenleistung für eine besondere Inanspruchnahme der Verwaltung von denjenigen erhoben werden, auf deren Veranlassung oder in deren Interesse die Inanspruchnahme erfolgt.“ § 42, Rz. 34: Unter den Gebührenbegriff fallen auch verwaltungsrechtliche Leistungsentgel-

te. B. Schmidt-Bleibtreu, F. Klein, Kommentar zum GG[8], Art. 105 Anm. 7 „Gebühren sind Geldbeträge, die von der Verwaltung als Gegenleistung für ein Verwaltungshandeln erhoben werden."

[78] Vgl. AG Heidelberg v. 27.05.1997, Az. 24 C 71/97: Die Landesärztekammer als Trägerin der Ethikkommission hat keinen Anspruch auf Leistung der Gebühr gegen eine Pharmafirma, wenn diese sich nicht der Gebührensatzung unterworfen bzw. einen entsprechenden Auftrag erteilt bzw. Antrag gestellt hat.

[79] Vgl. hierzu und zur Forschung am Menschen unter haftungsrechtlichen Aspekten: H.-D.Lippert, K. Adler, Forschung am Menschen – Der Proband/Patient im Dschungel der Haftungsnormen, VersR 1993, 277.

[80] Vgl. hierzu A. Mitscherlich, F. Mielke, Medizin ohne Menschlichkeit, Frankfurt, 1978.

[81] So E. Deutsch, Medizinrecht[3], Rz. 569.

[82] Vgl. hierzu H.-D. Lippert, Die Einwilligung in der medizinischen Forschung und ihr Widerruf, DMW 1997, 912; ders.: Rechtsprobleme bei der Forschung in Notfall- und Intensivmedizin, DMW 1994, 1795; ders.: Der einwilligungsunfähige Patient in der medizinischen Forschung, in: R. Toellner, U. Wiesing (Hrsg.) in: Wissen – Handeln – Ethik, Strukturen ärztlichen Handelns und ihre ethische Relevanz, Medizin-Ethik, Band 6, 1995, S. 91; ders.: Zur Zulässigkeit medizinischer Forschung an menschlichen Körpermaterialien, Medizinrecht 1997, 457.

[83] Vgl. hierzu H.-D. Lippert, Der Monitor bei klinischen Prüfungen, MedR 1993, 17.

[84] Vgl. hierzu H.-D.Lippert, Rechtsprobleme bei der Forschung in Notfall- und Intensivmedizin, DMW 1994, 1795; ders.: Der einwilligungsunfähige Patient in der medizinischen Forschung in: R. Toellner, U. Wiesing (Hrsg.) in: Wissen – Handeln – Ethik, Strukturen ärztlichen Handelns und ihre ethische Relevanz, Medizin-Ethik, Band 6, 1995, S. 91.

[85] So auch schon B.-R. Kern, Die Bedeutung des Betreuungsgesetzes für das Arztrecht, MedR 1991, 66; H.-D. Lippert, Das Betreuungsgesetz und seine Umsetzung in die Krankenhauspraxis, DMW 1992, 880.

[86] Vgl. hierzu H.-D. Lippert, Die Einwilligung in der medizinischen Forschung und ihr Widerruf, DMW 1997, 912.

[87] Vgl. hierzu H.-D. Lippert, Der Krankenhausarzt als Urheber, MedR 1994, 135.

[88] Vgl hierzu E. Deutsch, Rz. 558, 596 m.w.Nachw.

[89] Vgl D. Gersemann, F.J. Illhardt, Zugehörigkeit zu einer Randgruppe, MedR 1986, 299 einerseits, E. Deutsch Rz. 569 andererseits.

[90] Vgl. hierzu H.-D.Lippert, K Adler, Forschung am Menschen – Der Proband/Patient im Dschungel der Haftungsnormen, VersR 1993, 277.

[91] Vgl. A Sander, AMG, § 40 Nr. 7.

[92] So bereits H Kollhosser, Ethikkommissionen in der Medizin, MedR 1983, 201.

[93] Vgl. E. Deutsch Rz. 611.

[94] Vgl. zur zahlenmäßigen Zusammensetzung E. Deutsch, Rz. 608.

95 Vgl. E. Deutsch, Rz. 610.

96 Vgl E. Deutsch Rz. 622.

97 Vgl. E. Deutsch Rz. 626 einerseits, R.Ratzel, H.-D.Lippert, § 15, Rz. 22 anderer-
    seits, jeweils m. Nachweisen.

98 So auch R. Bork, Das Verfahren vor den Ethikkommissionen der medizini-
    schen Fachbereiche, S. 102 ff. m.w.Nachw.; M. Heinrich, Verwaltungsgerichtli-
    che Streitigkeiten im Hochschulinnenbereich, S. 175 ff. m.w.Nachw.; so auch
    E. Deutsch 2. Aufl. S. 309 m.w.Nachw..

99 H.-D. Lippert, Die klinische Prüfung von Arzneimitteln in Unversitätsklinika
    – rechtliche Aspekte, DMW 1993, 355.

100 Vgl hierzu H.-D. Lippert, Klinische Prüfungen von Arzneimitteln durch Pro-
    fessoren – Dienstaufgabe oder Nebentätigkeit, NJW 1992, 2338.

101 So auch F.-J. Möffert, Der Forschungsvertrag, 1995, S. 17. Auf den Prüfvertrag
    ist die VO EWG 85/418 (Äbl. L 53/5 1985 von Vereinbarungen über Forschungs-
    und Entwicklungsvorhaben) nicht anwendbar. Gleiches gilt für die Gruppen-
    freistellungsverordnung VO EG 240/96, GRUR 1996, 642 ff.

102 H.-D. Lippert, Der Monitor bei klinischen Prüfungen, MedR 1993, 17; ders.:
    Die Einwilligung in der medizinischen Forschung und ihr Widerruf, DMW
    1997, 912; ders.: Der einwilligungsunfähige Patient in der medizinischen For-
    schung, in: R. Toellner, U. Wiesing (Hrsg.) in: Wissen – Handeln – Ethik,
    Strukturen ärztlichen Handelns und ihre ethische Relevanz, Medizin-Ethik,
    Band 6, 1995, S. 91.

103 H.-D. Lippert, E.-S.Strobel, Die Überwachung klinischer Prüfungen nach
    dem Arzneimittelgesetz, VersR 1995, 637.

104 Vgl. hierzu H.-D. Lippert, Der Krankenhausarzt als Urheber, MedR 1994,135;
    ders.: Rechtsfragen bei Forschungsprojekten am Menschen, VersR 1997, 545;
    ders.: Die medizinische Dissertation mit Versuchen am Menschen – Beratung
    durch eine Ethikkommission? DMW 1998 (im Druck); ders.: Rechtsprobleme
    der experimentellen medizinischen Doktorarbeit, WissR 1988, 43; ders.: E.- S.
    Strobel, Ärztliche Schweigepflicht und Datenschutz in der medizinischen
    Forschung, VersR 1996, 427.

105 Vgl. hierzu H.-D. Lippert, Der Arbeitnehmererfinder als Arzt im Universi-
    tätsklinikum, Die Personalvertretung 1996,107; ders.: Die medizinische Dis-
    sertation mit Versuchen am Menschen – Beratung durch eine Ethikkommis-
    sion? DMW 1998 (im Druck).

106 H.-D. Lippert, Der Arbeitnehmererfinder als Arzt im Universitätsklinikum,
    Die Personalvertretung 1996, 107.

2. Literatur

Ankermann E, Kullmann HJ (Loseblattsammlung) Arzthaftpflicht-Rechtsprechung (AHRS), Rechtsprechung zur gesamten Arzthaftpflicht, Stand: 1994. E. Schmidt, Köln

Czwalinna J (1987) Etikkommissionen, Forschungslegitimation durch Verfahren. P. Lang, Frankfurt am Main

Deutsch E (1979) Recht der klinischen Forschung am Menschen. Enke, Stuttgart

Deutsch E (1997), Medizinrecht, 3. Aufl. Springer, Berlin Heidelberg New York Tokio

Dreher E, Tröndle H (1995) Strafgesetzbuch, Kommentar, 47. Aufl. Beck, München

Engisch K (1958) Die rechtliche Bedeutung der ärztlichen Operation. Fischer, Jena

Eser A, Lutterotti M von, Sporken P (1989), Lexikon Medizin, Ethik, Recht. Herder, Freiburg i. Br.

Franzki H (1984) Der Arzthaftungsprozeß. Karlsruhe

Giesen D (1981) Arzthaftungsrecht, Medical Malpractice Law. Mohr-Siebeck, Tübingen

Giesen D (1983/1984) Wandlungen des Arzthaftungsrechts. Mohr-Siebeck, Tübingen

Giesen D (1995) Arzthaftungsrecht, 4. Aufl. Mohr-Siebeck, Tübingen

Kern B-R, Laufs A (1983) Die ärztliche Aufklärungspflicht. Springer, Berlin Heidelberg New York

Kleinsorge H, Hirsch G, Weißauer W (1985) Forschung am Menschen. Springer, Berlin Heidelberg New York Tokio

Kreß M (1990) Die Ethikkommission im System der Haftung bei der Planung und Durchführung von medizinischen Forschungsvorhaben am Menschen. Verlag Versicherungswirtschaft, Karlsruhe

Laufs A (1993) Arztrecht, 5. Aufl. Beck, München

Laufs A, Reiling E (1991), Ethikkommissionen – Vorrecht der Ärztekammern? Springer, Berlin Heidelberg New York Tokio

Laufs A, Uhlenbruck W (Hrsg) (1992) Handbuch des Arztrechts. Beck, München

Lippert H-D, Kern B-R (1993) Arbeits- und Dienstrecht der Krankenhausärzte von A bis Z, 2. Aufl. Springer, Berlin Heidelberg New York Tokio

Narr H (1977) Ärztliches Berufsrecht, 2. Aufl., Stand: 1997. Deutscher Ärzteverlag, Köln

Nöthlichs M, Weber HP (1985) Sicherheitsvorschriften für Medizinprodukte, Loseblattkommentar, Stand 1996. E. Schmidt, Köln

Palandt O (1996) Bürgerliches Gesetzbuch, 55. Aufl. Beck, München

Ratzel R, Lippert H-D (1995) Kommentar zur Musterberufsordnung der deutschen Ärzte (MBO), 1. Aufl. Springer, Berlin Heidelberg New York Tokio

Ratzel R, Lippert H-D (1998) Kommentar zur Musterberufsordnung der deutschen Ärzte (MBO), 2. Aufl. Springer, Berlin Heidelberg New York Tokio

Rieger H-J (1984) Lexikon des Arztrechts. De Gruyter, Berlin

Schaub G (1996) Arbeitsrechtshandbuch, 8. Aufl. Beck, München

Schönke A, Schröder H, Eser A (1997) Strafgesetzbuch, 25. Aufl. Beck, München

Schulin B (1994) Handbuch der Sozialversicherung, Bd 1: Krankenversicherung. Beck, München

Steffen E (1995) Neue Entwicklungslinien der BGH-Rechtsprechung zum Arzthaftungsrecht, 6. Aufl. Recht – Wirtschaft – Steuern, Köln (RWS-Skript)

Stelkens P, Bonk HJ, Sachs M (1993) Verwaltungsverfahrensgesetz, 4. Aufl. Beck, München

Toellner R (Hrsg.)(1990) Die Ethikkommission und Medizin – Problemgeschichte, Aufgabenstellung, Arbeitsweise, Rechtsstellung und Organisationsformen medizinischer Ethikkommissionen. G. Fischer, Stuttgart

Winkel, K zum, Doerr W, Hermann R, Kern B-R, Laufs A (1984) Randomisation und Aufklärung bei klinischen Studien in der Onkologie. Springer, Berlin Heidelberg New York Tokio

V. Anhang

1. Deklaration von Helsinki

Beschlossen auf der 18. Generalversammlung in Helsinki, Juni 1964, revidiert von der 29. Generalversammlung in Tokio, Oktober 1975, von der 35. Generalversammlung in Venedig, Oktober 1983, von der 41. Generalversammlung in Hongkong, September 1989 und von der 49. Generalversammlung in Somerset West 1996. Empfehlung für Ärzte, die in der biomedizinischen Forschung am Menschen tätig sind.

Vorwort

Aufgabe des Arztes ist die Erhaltung der Gesundheit des Menschen. Der Erfüllung dieser Aufgabe dient er mit seinem Wissen und Gewissen. Die Genfer Deklaration des Weltärztebundes verpflichtet den Arzt mit den Worten: „Die Gesundheit meines Patienten soll mein vornehmstes Anliegen sein", und der internationale Codex für ärztliche Ethik legt fest: „Jegliche Behandlung oder Beratung, die geeignet erscheinen, die physische und physische Widerstandskraft eines Menschen zu schwächen, dürfen nur in seinem Interesse zu Anwendung gelangen."

Ziel der biomedizinischen Forschung am Menschen muß es sein, diagnostische, therapeutische und prophylaktische Verfahren sowie das Verständnis für die Ätiologie und Pathogenese der Krankheit zu verbessern.

In der medizinischen Praxis sind diagnostische, therapeutische oder prophylaktische Verfahren mit Risiken verbunden; dies gilt um so mehr für die biomedizinische Forschung am Menschen.

Medizinischer Fortschritt beruht auf Forschung, die sich letztlich auch auf Versuche am Menschen stützen muß.

Bei der biomedizinischen Forschung am Menschen muß grundsätzlich unterschieden werden zwischen Versuchen, die im wesentlichen im Interesse des Patienten liegen, und solchen, die mit rein wissenschaftlichem Ziel ohne unmittelbaren diagnostischen oder therapeutischen Wert für die Versuchsperson sind.

Besondere Vorsicht muß bei der Durchführung von Versuchen walten, die die Umwelt in Mitleidenschaft ziehen könnten. Auf das Wohl der Versuchstiere muß Rücksicht genommen werden.

Da es notwendig ist, die Ergebnisse von Laborversuchen auch auf den Menschen anzuwenden, um die wissenschaftliche Kenntnis zu fördern und der leidenden Menschheit zu helfen, hat der Weltärztebund die folgende Empfehlung als eine Leitlinie für jeden Arzt erarbeitet, der in der biomedizinischen Forschung am Menschen tätig ist. Sie sollte in der Zukunft überprüft werden.

Es muß betont werden, daß diese Empfehlung nur als Leitlinie für die Ärzte auf der ganzen Welt gedacht ist; kein Arzt ist von der straf-, zivil- und berufsrechtlichen Verantwortlichkeit nach den Gesetzen seines Landes befreit.

I. Allgemeine Grundsätze

1. Biomedizinische Forschung am Menschen muß den allgemein anerkannten wissenschaftlichen Grundsätzen entsprechen; sie sollte auf ausreichenden Laboratoriums- und Tierversuchen sowie einer umfassenden Kenntnis der wissenschaftlichen Literatur aufbauen.

2. Die Planung und Durchführung eines jeden Versuches am Menschen sollte eindeutig in einem Versuchsprotokoll niedergelegt werden, welches einem besonders berufenen, vom Forschungsteam und Sponsor unabhängigen Ausschuß zur Beratung, Stellungnahme und Orientierung vorgelegt werden sollte. Dabei wird davon ausgegangen, daß dieser Ausschuß gemäß den Gesetzen oder Bestimmungen des Landes, in welchem der Versuch durchgeführt werden soll, anerkannt ist.

3. Biomedizinische Forschung am Menschen sollte nur von wissenschaftlich qualifizierten Personen und unter Aufsicht eines klinisch erfahrenen Arztes durchgeführt werden. Die Verantwortung für die Versuchspersonen trägt stets ein Arzt und nie die Versuchsperson selbst, auch dann nicht, wenn sie ihr Einverständnis gegeben hat.

4. Biomedizinische Forschung am Menschen ist nur zulässig, wenn die Bedeutung des Versuchsziels in einem angemessenen Verhältnis zum Risiko für die Versuchsperson steht.

5. Jedem biomedizinischen Forschungsvorhaben am Menschen sollte eine sorgfältige Abschätzung der voraussehbaren Risiken im Vergleich zu dem voraussichtlichen Nutzen für die Versuchsperson oder andere vorausgehen. Die Sorge um die Belange der Versuchsperson

muß stets ausschlaggebend sein im Vergleich zu den Interessen der Wissenschaft und der Gesellschaft.

6. Das Recht der Versuchsperson auf ihre Wahrung ihrer Unversehrtheit muß stets geachtet werden. Es sollte alles getan werden, um die Privatsphäre der Versuchsperson zu wahren; die Wirkung auf die körperliche und geistige Unversehrtheit sowie die Persönlichkeit der Versuchsperson sollte so gering wie möglich gehalten werden.

7. Der Arzt sollte es unterlassen, bei Versuchen am Menschen tätig zu werden, wenn er nicht überzeugt ist, daß das mit dem Versuch verbundene Wagnis für vorhersagbar gehalten wird. Der Arzt sollte jeden Versuch abbrechen, sobald sich herausstellt, daß das Wagnis den möglichen Nutzen übersteigt.

8. Der Arzt ist bei der Veröffentlichung der Versuchsergebnisse verpflichtet, die Befunde genau wiederzugeben. Berichte über Versuche, die nicht in Übereinstimmung mit den in dieser Deklaration niedergelegten Grundsätzen durchgeführt wurden, sollten nicht zur Veröffentlichung angenommen werden.

9. Bei jedem Versuch am Menschen muß jede Versuchsperson ausreichend über Absicht, Durchführung, erwarteten Nutzen und Risiken des Versuches sowie über möglicherweise damit verbundene Störungen des Wohlbefindens unterrichtet werden. Die Versuchsperson sollte darauf hingewiesen werden, daß es ihr freisteht, die Teilnahme am Versuch zu verweigern und daß sie jederzeit eine einmal gegebene Zustimmung widerrufen kann. Nach dieser Aufklärung sollte der Arzt die freiwillige Zustimmung der Versuchsperson einholen; die Erklärung sollte vorzugsweise schriftlich gegeben werden.

10. Ist die Versuchsperson vom Arzt abhängig oder erfolgte die Zustimmung zu einem Versuch möglicherweise unter Druck, so soll der Arzt beim Einholen der Einwilligung nach Aufklärung besondere Vorsicht walten lassen. In einem solchen Fall sollte die Einwilligung durch einen Arzt eingeholt werden, der mit dem Versuch nicht befaßt ist und der außerhalb eines etwaigen Abhängigkeitsverhältnisses steht.

11. Ist die Versuchsperson nicht voll geschäftsfähig, sollte die Einwilligung nach Aufklärung vom gesetzlichen Vertreter entsprechend nationalem Recht eingeholt werden Die Einwilligung des mit der Verantwortung betrauten Verwandten (darunter ist nach deutschem Recht der „Personensorgeberechtigte" zu verstehen) ersetzt die Versuchsperson, wenn diese infolge körperlicher oder geistiger Behinderung nicht wirksam zustimmen kann oder minderjährig ist. Wenn das minderjährige Kind fähig ist, seine Zustimmung zu erteilen, so

muß neben der Zustimmung des Personensorgeberechtigten auch die Zustimmung des Minderjährigen eingeholt werden.

12. Das Versuchsprotokoll sollte stets die ethischen Überlegungen im Zusammenhang mit der Durchführung des Versuchs darlegen und aufzeigen, daß die Grundsätze dieser Deklaration eingehalten sind.

II. Medizinische Forschung in Verbindung mit ärztlicher Versorgung (Klinische Versuche)

1. Bei der Behandlung eines Kranken muß der Arzt die Freiheit haben, neue diagnostische und therapeutische Maßnahmen anzuwenden, wenn sie nach seinem Urteil die Hoffnung bieten, das Leben des Patienten zu retten, seine Gesundheit wiederherzustellen oder seine Leiden zu lindern.

2. Die mit der Anwendung eines neuen Verfahrens verbundenen möglichen Vorteile, Risiken und Störungen des Befindens sollten gegen die Vorzüge der bisher bestehenden diagnostischen und therapeutischen Methoden abgewogen werden.

3. Bei jedem medizinischen Versuch sollten alle Patienten – einschließlich derer einer eventuell vorhandenen Kontrollgruppe – die beste erprobte diagnostische und therapeutische Behandlung erhalten. Dies schließt den Einsatz von nicht aktiven Substanzen/Placebo nicht aus, sofern es keine diagnostischen oder therapeutischen Standards gibt.

4. Die Weigerung eines Patienten, an einem Versuch teilzunehmen, darf niemals die Beziehung zwischen Arzt und Patient beeinträchtigen.

5. Wenn der Arzt es für unentbehrlich hält, auf die Einwilligung nach Aufklärung zu verzichten, sollten die besonderen Gründe für dieses Vorgehen in dem für den unabhängigen Ausschuß bestimmten Versuchsprotokoll niedergelegt werden.

6. Der Arzt kann medizinische Forschung neuer wissenschaftlicher Erkenntnisse mit der ärztlichen Betreuung nur soweit verbinden, als diese medizinische Forschung durch ihren möglichen diagnostischen oder therapeutischen Wert für den Patienten gerechtfertigt ist.

III. Nichttherapeutische biomedizinische Forschung am Menschen

1. In der rein wissenschaftlichen Anwendung der medizinischen Forschung am Menschen ist es Pflicht des Arztes, das Leben und die Gesundheit der Person zu beschützen, an welcher biomedizinische Forschung durchgeführt wird.
2. Die Versuchspersonen sollten Freiwillige sein, entweder gesunde Personen oder Patienten, für die die Versuchsabsicht nicht mit ihrer Krankheit in Zusammenhang steht.
3. Der ärztliche Forscher oder das Forschungsteam sollten den Versuch abbrechen, wenn dieser nach seinem oder ihrem Urteil im Falle der Fortführung dem Menschen schaden könnte.
4. Bei Versuchen am Menschen sollte das Interesse der Wissenschaft und der Gesellschaft niemals Vorrang vor den Erwägungen haben, die das Wohlbefinden der Versuchspersonen betreffen.

2. Auszüge aus Gesetzen und Rechtsvorschriften

a) §§ 40 ff. AMG

§ 40 Allgemeine Voraussetzungen

(1) Die klinische Prüfung eines Arzneimittels darf bei Menschen nur durchgeführt werden, wenn und solange

1. die Risiken, die mit ihr für die Person verbunden sind, bei der sie durchgeführt soll, gemessen an der voraussichtlichen Bedeutung des Arzneimittels für die Heilkunde, ärztlich vertretbar sind;

2. die Person, bei der sie durchgeführt werden soll, ihre Einwilligung hierzu erteilt hat, nachdem sie durch einen Arzt über Wesen, Bedeutung und Tragweite der klinischen Prüfung aufgeklärt worden ist, und mit dieser Einwilligung zugleich erklärt, daß sie mit der im Rahmen der klinischen Prüfung erfolgenden Aufzeichnung von Krankheitsdaten und ihrer Weitergabe zur Überprüfung an den Auftraggeber, an die zuständige Überwachungsbehörde oder die zuständige Bundesoberbehörde einverstanden ist;

3. die Person, bei der sie durchgeführt werden soll, nicht auf gerichtet oder behördliche Anordnung in, einer Anstalt untergebracht ist;

4. sie von einem Arzt geleitet wird, der mindestens eine zweijährige Erfahrung in der klinischen Prüfung von Arzneimitteln nachweisen kann;

5. eine dem jeweiligen Stand der wissenschaftlichen Erkenntnisse entsprechende pharmakologisch-toxikologische Prüfung durchgeführt worden ist;

6. die Unterlagen über die phamakologisch-toxikologische Prüfung, der dem jeweiligen Stand der wissenschaftlichen Erkenntnisse entsprechende Prüfplan mit Angabe von Prüfern und Prüforten und die Voten der Ethikkommissionen bei der zuständigen Bundesoberbehörde hinterlegt worden sind;

7. der Leiter der klinischen Prüfung durch einen für die pharmakologisch-toxikologische Prüfung verantwortlichen Wissenschaftler über die Ergebnisse der pharmakologisch-toxikologischen Prüfung

und die voraussichtlich mit der klinischen Prüfung verbundenen Risiken informiert worden ist;

8. für den Fall, daß bei der Durchführung der klinischen Prüfung ein Mensch getötet oder der Körper oder die Gesundheit eines Menschen verletzt wird, eine Versicherung nach Maßgabe des Absatzes 3 besteht, die auch Leistungen gewährt, wenn kein anderer für den Schaden haftet.

Die klinische Prüfung eines Arzneimittels darf bei Menschen vorbehaltlich des Satzes 3 nur begonnen werden, wenn diese zuvor von einer nach Landesrecht gebildeten unabhängigen Ethikkommission zustimmend bewertet worden ist; Voraussetzung einer zustimmenden Bewertung ist die Einhaltung der Bedingungen in Satz 1. Soweit keine zustimmende Bewertung der Ethikkommission vorliegt, darf mit der klinischen Prüfung erst begonnen werden, wenn die zuständige Bundesoberbehörde innerhalb von 60 Tagen nach Eingang der Unterlagen nach Satz 1 Nr. 6 nicht widersprochen hat. Über alle schwerwiegenden oder unerwarteten unerwünschten Ereignisse, die während der Studie auftreten und die Sicherheit der Studienteilnehmer oder die Durchführung der Studie beeinträchtigen könnten, muß die Ethikkommission unterrichtet werden.

(2) Eine Einwilligung nach Absatz 1 Nr. 2 ist nur wirksam, wenn die Person, die sie abgibt

1. geschäftsfähig und in der Lage ist, Wesen, Bedeutung und Tragweite der klinischen Prüfung einzusehen und ihren Willen hiernach zu bestimmen und

2. die Einwilligung selbst und schriftlich erteilt hat.
Eine Einwilligung kann jederzeit widerrufen werden.

(3) Die Versicherung nach Absatz 1 Nr. 8 muß zugunsten der von der klinischen Prüfung betroffenen Person bei einem im Geltungsbereich dieses Gesetzes zum Geschäftsbetrieb zugelassenen Versicherer genommen werden. Ihr Umfang muß in einem angemessenen Verhältnis zu den mit der klinischen Prüfung verbundenen Risiken stehen und für den Fall des Todes oder der dauernden Erwerbsunfähigkeit mindestens eine Million Deutsche Mark betragen. Soweit aus der Versicherung geleistet wird, erlischt ein Anspruch auf Schadensersatz.

(4) Auf eine klinische Prüfung bei Minderjährigen finden die Absätze 1–3 mit folgender Maßgabe Anwendung:

1. Das Arzneimittel muß zum Erkennen oder zum Verhüten von Krankheiten bei Minderjährigen bestimmt sein.
2. Die Anwendung des Arzneimittels muß nach den Erkenntnissen der medizinischen Wissenschaft angezeigt sein, um bei dem Minderjährigen Krankheiten zu erkennen oder ihn vor Krankheiten zu schützen.
3. Die klinische Prüfung an Erwachsenen darf nach den Erkenntnissen der medizinischen Wissenschaft keine ausreichenden Prüfergebnisse erwarten lassen.
4. Die Einwilligung wird durch den gesetzlichen Vertreter oder Pfleger abgegeben. Sie ist nur wirksam, wenn dieser durch einen Arzt über Wesen, Bedeutung und Tragweite der klinischen Prüfung aufgeklärt worden ist. Ist der Minderjährige in der Lage, Wesen, Bedeutung und Tragweite der klinischen Prüfung einzusehen und seinen Willen hiernach zu bestimmen, so ist auch seine schriftliche Einwilligung erforderlich.

(5) Das Bundesministerium wird ermächtigt, durch Rechtsverordnung mit Zustimmung des Bundesrates Regelungen zur Gewährleistung der ordnungsgemäßen Durchführung der klinischen Prüfung und der Erzielung dem wissenschaftlichen Erkenntnisstand entsprechender Unterlagen zu treffen. In der Rechtsverordnung können insbesondere die Aufgaben und Verantwortungsbereiche der Personen, die die klinische Prüfung veranlassen, durchführen oder kontrollieren, näher bestimmt und Anforderungen an das Führen und Aufbewahren von Nachweisen gestellt werden.

§ 41 Besondere Voraussetzungen

Auf eine klinische Prüfung bei einer Person, die an einer Krankheit leidet, zu deren Behebung das zu prüfende Arzneimittel angewendet werden soll, findet § 40 Abs. 1–3 mit folgender Maßgabe Anwendung:
1. Die klinische Prüfung darf nur durchgeführt werden, wenn die Anwendung des zu prüfenden Arzneimittels nach den Erkenntnissen der medizinischen Wissenschaft angezeigt ist, um das Leben des Kranken zu retten, seine Gesundheit wiederherzustellen oder sein Leiden zu erleichtern.
2. Die klinische Prüfung darf auch bei einer Person, die geschäftsunfähig oder in der Geschäftsfähigkeit beschränkt ist, durchgeführt werden.
3. Ist eine geschäftsunfähige oder in der Geschäftsfähigkeit beschränkte Person in der Lage, Wesen, Bedeutung und Tragweite der klinischen

Prüfung einzusehen und ihren Willen hiernach zu bestimmen, so bedarf die klinische Prüfung neben einer erforderlichen Einwilligung dieser Person der Einwilligung ihres gesetzlichen Vertreters.

4. Ist der Kranke nicht fähig, Wesen, Bedeutung und Tragweite der klinischen Prüfung einzusehen und seinen Willen hiernach zu bestimmen, so genügt die Einwilligung des gesetzlichen Vertreters.

5. Die Einwilligung des gesetzlichen Vertreters ist nur wirksam, wenn dieser durch einen Arzt über Wesen, Bedeutung und Tragweite der klinischen Prüfung aufgeklärt worden ist. Auf den Widerruf findet § 40 Abs. 2 Satz 2 Anwendung. Der Einwilligung des gesetzlichen Vertreters bedarf es solange nicht, als eine Behandlung ohne Aufschub erforderlich ist, um das Leben des Kranken zu retten, seine Gesundheit wiederherzustellen oder sein Leiden zu erleichtern, und eine Erklärung über die Einwilligung nicht herbeigeführt werden kann.

6. Die Einwilligung des Kranken, des gesetzlichen Vertreters ist auch wirksam, wenn sie mündlich gegenüber dem behandelnden Arzt in Gegenwart eines Zeugen abgegeben wird.

7. Die Aufklärung und die Einwilligung des Kranken können in besonders schweren Fällen entfallen, wenn durch die Aufklärung der Behandlungserfolg nach der Nummer 1 gefährdet würde und ein entgegenstehender Wille des Kranken nicht erkennbar ist.

§ 42   Ausnahmen

Die §§ 40 und 41 finden keine Anwendung bei Arzneimitteln im Sinne des § 2 Abs. 2 Nr. 1a, 3 und 4, § 40 Abs. 1 Nr. 5 und 6 findet keine Anwendung auf klinische Prüfungen mit zugelassenen oder von der Zulassungspflicht freigestellten Arzneimitteln.

b) §§ 17 ff MPG

§ 17   Allgemeine Voraussetzungen zur klinischen Prüfung

(1) Die klinische Prüfung eines Medizinproduktes darf bei Menschen nur durchgeführt werden, wenn und solange

1. die Risiken, die mit ihr für die Person verbunden sind, bei der sie durchgeführt werden soll, gemessen an der voraussichtlichen Bedeutung des Medizinproduktes für die Heilkunde ärztlich vertretbar sind;

2. die Person, bei der sie durchgeführt werden soll, ihre Einwilligung hierzu erteilt hat, nachdem sie durch einen Arzt, bei für die Zahn-

heilkunde bestimmten Medizinprodukten auch durch den Zahnarzt, über Wesen, Bedeutung und Tragweite der klinischen Prüfung aufgeklärt worden ist;

3. die Person, bei der sie durchgeführt werden soll, nicht auf gerichtliche oder behördliche Anordnung in einer Anstalt verwahrt ist;

4. sie von einem entsprechend qualifizierten und spezialisierten Arzt, bei für die Zahnheilkunde bestimmten Medizinprodukten auch von einem Zahnarzt, oder einer sonstigen entsprechend qualifizierten und befugten Person geleitet wird, die mindestens eine 2jährige Erfahrung in der klinischen Prüfung von Medizinprodukten nachweisen können;

5. soweit erforderlich, eine dem jeweiligen Stand der wissenschaftlichen Erkenntnisse entsprechende biologische Sicherheitsprüfung oder sonstige für die vorgesehene Zweckbestimmung des Medizinproduktes erforderliche Prüfung durchgeführt worden ist;

6. soweit erforderlich, die sicherheitstechnische Unbedenklichkeit für die Anwendung des Medizinproduktes unter Berücksichtigung des Standes der Technik sowie der Arbeitsschutz- und Unfallverhütungsvorschriften nachgewiesen wird;

7. der Leiter der klinischen Prüfung über die Ergebnisse der biologischen Sicherheitsprüfung und der Prüfung der technischen Unbedenklichkeit sowie die voraussichtlich mit der klinischen Prüfung verbundenen Risiken informiert worden ist;

8. ein dem jeweiligen Stand der wissenschaftlichen Erkenntnisse entsprechender Prüfplan vorhanden ist und

9. für den Fall, daß bei der Durchführung der klinischen Prüfung ein Mensch getötet oder der Körper oder die Gesundheit eines Menschen verletzt oder beeinträchtigt wird, eine Versicherung nach Maßgabe des Absatzes 3 besteht, die auch Leistungen gewährt, wenn kein anderer für den Schaden haftet.

(2) Eine Einwilligung nach Absatz 1 Nr. 2 ist nur wirksam, wenn die Person, die sie abgibt,

1. geschäftsfähig und in der Lage ist, Wesen, Bedeutung und Tragweite der klinischen Prüfung einzusehen und ihren Willen hiernach zu bestimmen, und

2. die Einwilligung selbst und schriftlich erteilt hat. Eine Einwilligung kann jederzeit widerrufen werden.

(3) Die Versicherung nach Absatz 1 Nr. 9 muß zugunsten der von der klinischen Prüfung betroffenen Person bei einem im Geltungsbereich dieses Gesetzes zum Geschäftsbetrieb zugelassenen Versicherer genommen werden. Ihr Umfang muß in einem angemessenen Verhältnis zu den mit der klinischen Prüfung verbundenen Risiken stehen und für den Fall des Todes oder der dauernden Erwerbsunfähigkeit mindestens 1 Million Deutsche Mark betragen. Soweit aus der Versicherung geleistet wird, erlischt ein Anspruch auf Schadensersatz.

(4) Auf eine klinische Prüfung bei Minderjährigen finden die Absätze 1–3 mit folgender Maßgabe Anwendung:
   1. Das Medizinprodukt muß zum Erkennen oder zum Verhüten von Krankheiten bei Minderjährigen bestimmt sein.
   2. Die Anwendung des Medizinproduktes muß nach den Erkenntnissen der medizinischen Wissenschaft angezeigt sein, um bei dem Minderjährigen Krankheiten zu erkennen oder ihn vor Krankheiten zu schützen.
   3. Die klinische Prüfung an Erwachsenen darf nach den Erkenntnissen der medizinischen Wissenschaft keine ausreichenden Prüfergebnisse erwarten lassen. Die Einwilligung wird durch den gesetzlichen Vertreter oder Betreuer abgegeben. Sie ist nur wirksam, wenn dieser durch einen Arzt, bei für die Zahnheilkunde bestimmten Medizinprodukten auch durch einen Zahnarzt, über Wesen, Bedeutung und Tragweite der klinischen Prüfung aufgeklärt worden ist. Ist der Minderjährige in der Lage, Wesen, Bedeutung und Tragweite der klinischen Prüfung einzusehen und seinen Willen hiernach zu bestimmen, so ist auch seine schriftliche Einwilligung erforderlich.

(5) Auf eine klinische Prüfung bei Schwangeren oder Stillenden finden die Absätze 1–4 mit folgender Maßgabe Anwendung: Die klinische Prüfung darf nur durchgeführt werden, wenn
   1. das Medizinprodukt dazu bestimmt ist, bei schwangeren oder stillenden Frauen oder bei einem ungeborenen Kind Krankheiten zu verhüten, zu erkennen, zu heilen oder zu lindern;
   2. die Anwendung des Medizinproduktes nach den Erkenntnissen der medizinischen Wissenschaft angezeigt ist, um bei der schwangeren oder stillenden Frau oder bei einem ungeborenen Kind Krankheiten oder deren Verlauf zu erkennen, Krankheiten zu heilen oder zu lindern oder die schwangere oder stillende Frau oder das ungebo-

rene Kind vor Krankheiten zu schützen;

3. nach den Erkenntnissen der medizinischen Wissenschaft die Durchführung der klinischen Prüfung für das ungeborene Kind keine unvertretbaren Risiken erwarten läßt und

4. die klinische Prüfung nach den Erkenntnissen der medizinischen Wissenschaft nur dann ausreichende Prüfergebnisse erwarten läßt, wenn sie an schwangeren oder stillenden Frauen durchgeführt wird.

(6) Mit der klinischen Prüfung darf erst dann im Geltungsbereich dieses Gesetzes, soweit in der Rechtsverordnung nach § 5 Abs. 2 oder einer anderen Rechtsvorschrift nichts anderes geregelt ist, begonnen werden, nachdem sie der zuständigen Behörde oder durch Rechtsverordnung gemäß § 26 Abs. 2 beauftragten Stelle angezeigt worden ist und eine zustimmende Stellungnahme einer Ethikkommission zu dem Prüfplan vorliegt. Bei multizentrischen Studien genügt ein Votum. Soweit keine zustimmende Stellungnahme einer Ethikkommission zu dem Prüfplan vorliegt, kann der Hersteller mit der betreffenden klinischen Prüfung nach Ablauf einer Frist von 60 Tagen nach der Anzeige gemäß Satz 1 beginnen, es sei denn, die zuständigen Behörden haben ihm innerhalb dieser Frist eine auf Gründe der „öffentlichen Gesundheit" oder der „öffentlichen Ordnung" gestutzte gegenteilige Entscheidung mitgeteilt. Der Anzeige muß eine Erklärung zur klinischen Prüfung gemäß der Rechtsverordnung nach § 5 Abs. 2 beigefügt sein. Außerdem können in dieser Rechtsverordnung auch Fristen, die an Bedingungen gebunden sind und nicht mehr als 60 Tage betragen dürfen en, festgelegt werden, nach deren Ablauf mit der klinischen Prüfung begonnen werden kann.

(7) Eine im Geltungsbereich dieses Gesetzes tätige Ethikkommission muß unabhängig, interdisziplinär besetzt und bei der zuständigen Bundesoberbehörde registriert sein. Ihre Aufgabe ist es, den Prüfplan mit den erforderlichen Unterlagen, insbesondere nach ethischen und rechtlichen Gesichtspunkten mit mindestens 5 Mitgliedern mündlich zu beraten. Eine Registrierung erfolgt nur, wenn in einer veröffentlichten Verfahrensordnung die Mitglieder, die aus medizinischen Sachverständigen und nichtmedizinischen Mitgliedern bestehen und die erforderliche Fachkompetenz aufweisen, das Verfahren der Ethikkommission, die Anschrift und eine angemessene Vergütung aufgeführt sind.

§ 18   Besondere Voraussetzungen zur klinischen Prüfung

Auf eine klinische Prüfung bei einer Person, die an einer Krankheit leidet, zu deren Behebung das zu prüfende Medizinprodukt angewendet werden soll, findet § 17 Abs. 1–3 sowie 6 und 7 mit folgender Maßgabe Anwendung:

1. Die klinische Prüfung darf nur durchgeführt werden, wenn die Anwendung des zu prüfenden Medizinproduktes nach den Erkenntnissen der medizinischen Wissenschaft angezeigt ist, um das Leben des Kranken zu retten, seine Gesundheit wiederherzustellen oder sein Leiden zu erleichtern.

2. Die klinische Prüfung darf auch bei einer Person, die geschäftsunfähig oder in der Geschäftsfähigkeit beschränkt ist, durchgeführt werden. Sie bedarf der Einwilligung des gesetzlichen Vertreters. Daneben bedarf es auch der Einwilligung des Vertretenen, wenn er in der Lage ist, Wesen, Bedeutung und Tragweite der klinischen Prüfung einzusehen und seinen Willen hiernach zu bestimmen.

3. Die Einwilligung des gesetzlichen Vertreters ist nur wirksam, wenn dieser durch einen Arzt, bei für die Zahnheilkunde bestimmten Medizinprodukten auch durch einen Zahnarzt, über Wesen, Bedeutung und Tragweite der klinischen Prüfung aufgeklärt worden ist. Auf den Widerruf findet § 17 Abs. 2 Satz 2 Anwendung. Der Einwilligung des gesetzlichen Vertreters bedarf es so lange nicht, als eine Behandlung ohne Aufschub erforderlich ist, um das Leben des Kranken zu retten, seine Gesundheit wiederherzustellen oder sein Leiden zu erleichtern, und eine Erklärung über die Einwilligung nicht herbeigeführt werden kann.

4. Die Einwilligung des Kranken oder des gesetzlichen Vertreters ist auch wirksam, wenn sie mündlich gegenüber dem behandelnden Arzt, bei für die Zahnheilkunde bestimmten Medizinprodukten auch gegenüber dem behandelnden Zahnarzt, in Gegenwart eines Zeugen abgegeben wird.

5. Die Aufklärung und die Einwilligung des Kranken oder seines gesetzlichen Vertreters können in besonders schweren Fällen entfallen, wenn durch die Aufklärung der Behandlungserfolg nach der Nummer 1 gefährdet würde und ein entgegenstehender Wille des Kranken nicht erkennbar ist.

§ 19   Ausnahmen zur klinischen Prüfung

Die Bestimmungen der §§ 17 und 18 finden keine Anwendung, wenn eine klinische Prüfung mit Medizinprodukten durchgeführt wird, die nach den §§ 8–10 die CE-Kennzeichnung tragen dürfen, es sei denn, diese Prüfungen haben eine andere Zweckbestimmung des Medizinproduktes zum Inhalt als die, die in dem Konformitätsbewertungsverfahren, das zur Berechtigung zur Anbringung der CE-Kennzeichnung geführt hat, vorgesehen ist. Die Bestimmungen der Rechtsverordnung nach § 5 Abs. 2 sind entsprechend anzuwenden.

c)   § 6a HeilberufsG des Landes Hessen (GVBl. 1994, 598):

§ 6a

(1) Die Ärztekammern errichten Ethikkommissionen durch Satzung und regeln insbesondere:

1. die Aufgaben der Ethikkommissionen,
2. ihre Zusammensetzung,
3. die Anforderungen an die Sachkunde, die Unabhängigkeit und die Pflichten der Mitglieder
4. die Zuständigkeit der Ethikkommission,
5. die Voraussetzungen für ihre Tätigkeit,
6. das Verfahren,
7. die Geschäftsführung,
8. die Aufgabe des Vorsitzenden,
9. die Kosten des Verfahrens,
10. die Entschädigung der Mitglieder.

(2) Die an den Medizinischen Fachbereichen gebildeten Ethikkommissionen können für den Hochschulbereich an die Stelle der Ethikkommissionen nach Absatz 1 treten.

d)   § 1 Abs. 4 MBO, § 15 MBOÄ 1997

§ 1 Berufsausübung

(4) Der Arzt muß sich vor der Durchführung klinischer Versuche am Menschen oder der epidemiologischen Forschung mit personenbezogenen Daten durch eine bei der Ärztekammer oder bei einer medizinischen Fakultät gebildeten Ethikkommission über die mit seinem

Vorhaben verbundenen berufsethischen und berufsrechtlichen Fragen beraten lassen.

§ 15   Forschung

(1) Der Arzt muß sich vor der Durchführung biomedizinischer Forschung am Menschen – ausgenommen bei ausschließlich epidemiologischen Forschungsvorhaben – durch eine bei der Ärztekammer oder bei einer medizinischen Fakultät gebildeten Ethikkommission über die mit seinem Vorhaben verbundenen berufsethischen und berufsrechtlichen Fragen beraten lassen. Dasselbe gilt vor der Durchführung gesetzlich zugelassener Forschung mit vitalen menschlichen Gameten und lebendem embryonalen Gewebe.

(2) Bei durchzuführenden Beratungen nach Absatz 1 ist die Deklaration des Weltärztebundes von 1964 (Helsinki) in der revidierten Fassung von 1975 (Tokio), 1983 (Venedig), 1989 (Hongkong) und 1996 (Somerset West) zugrunde zu legen.

(3) Zum Zwecke der wissenschaftlichen Forschung und Lehre dürfen der Schweigepflicht unterliegende Tatsachen und Befunde grundsätzlich nur soweit offenbart werden, als dabei die Anonymität des Patienten gesichert ist oder dieser ausdrücklich zustimmt.

(4) In Publikationen von Forschungsergebnissen sind die Beziehungen des Arztes zum Auftraggeber und dessen Interessen offenzulegen.

3. Richtlinie des Europäischen Parlaments und des Rates zur Angleichung der Rechts- und Verwaltungsvorschriften, über die Anwendung der „Guten Klinischen Praxis" bei der Durchführung von klinischen Prüfungen mit Humanarzneimitteln

(Entwurf, Stand: 1997)

Vorschlag für eine

Richtlinie ...   des Europäischen Parlaments und des Rates

vom ...

zur Angleichung der Rechts- und Verwaltungsvorschriften über die Anwendung der "Guten Klinischen Praxis" bei der Durchführung von klinischen Prüfungen mit Humanarzneimitteln

DAS EUROPÄISCHE PARLAMENT UND DER RAT DER EUROPÄISCHEN UNION

gestützt auf den Vertrag zur Gründung der Europäischen Gemeinschaft, insbesondere auf Artikel 100 a,

auf Vorschlag der Kommission,

nach Stellungnahme des Wirtschafts- und Sozialausschusses,

im Einklang mit dem Verfahren des Artikels 189 b EG-Vertrag,

in Erwägung nachstehender Gründe:

Die Richtlinie 65/65/EWG[I] fordert, daß zusammen mit den Anträgen auf Zulassung eines Arzneimittels Unterlagen mit Angaben und Nachweisen über die Ergebnisse der mit dem Erzeugnis durchgeführten Versuche und klinischen Prüfungen vorgelegt werden.

Die Richtlinie 75/318/EWG[II] legt einheitliche Vorschriften für die Zusammenstellung und Aufmachung der Unterlagen fest.

Die vereinbarte Grundlage für die Durchführung klinischer Prüfungen am Menschen stützt sich. auf die derzeitige Revision der Deklaration von Helsinki und das Übereinkommen des Europarates zum Schutz der Menschenrechte und der Würde des Menschen im Hinblick auf die Anwendung von Biologie und Medizin.

Der Schutz der Versuchspersonen wird durch eine Risikobewertung auf der Grundlage toxikologischer Untersuchungen vor. Beginn einer kleinen Prüfung, Untersuchungen der Ethikkommissionen und einzelstaatlichen Behörden sowie den Schutz persönlicher Daten sichergestellt.

Um einen optimalen Gesundheitsschutz zu erzielen, dürfen die für die pharmazeutische Forschung bereitgestellten Mittel weder in der Gemeinschaft, noch in Drittländern an überholte Versuche oder Doppelarbeit verschwendet werden. Die Harmonisierung technischer Anforderungen für die Entwicklung von Arzneimitteln sollte, daher durch geeignete Grenzen, wie die Internationale Harmonisierungskonferenz (ICH) erfolgen.

Bei multizentrischen klinischen Prüfungen, die in mehr als einem Mitgliedstaat und in mehreren Prüfstellen durchgeführt werden, können wegen der Vielfalt und Unterschiedlichkeit der Verfahren für die Abgabe von Stellungnahmen der Ethikkommissionen Verzögerungen des Prüfungsbeginns eintreten. Diese Verzögerungen können durch Abgabe einer einzigen Stellungnahme für jeden betroffenen Mitgliedstaat verringert werden, ohne daß das Wohlergehen der Versuchspersonen gefährdet wird, wobei jedoch die Möglichkeit gegeben ist, daß die Prüfung in speziellen Prüfstellen abgelehnt wird, sofern die Einrichtungen nicht angemessen sind.

Der Mitgliedstaat, in dem die klinische Prüfung stattfindet, sollte sowohl über den Beginn als auch die Beendigung einer klinischen Prüfungen informiert sein. Die einschlägigen Informationen über klinische Prüfungen sollten zwischen den Mitgliedstaaten ausgetauscht werden.

I   ABl Nr. L 22 vom 9.2.1965, S. 1.
II   ABl. Nr. L 147 vom 9.6.1975, S. 1.

Für die Prüfpräparate sollten die Anforderungen der *Guten Herstellungspraxis* gelten. Daher sind auch besondere Vorschriften für die Etikettierung von Prüfpräparaten erforderlich.

Die Prüfung der Übereinstimmung mit den Anforderungen der *Guten Klinischen Praxis* und die Notwendigkeit, Daten, Informationen und Unterlagen einer Inspektion zu unterziehen, um sicherzustellen, daß sie ordnungsgemäß erstellt, aufgezeichnet und wiedergegeben wurden, ist unbedingt erforderlich, um die Beteiligung von Versuchspersonen an klinischen Prüfungen zu rechtfertigen. Die Versuchspersonen müssen nach entsprechender Aufklärung einwilligen, daß persönliche Daten bei Inspektionen durch die zuständigen Behörden und dazu ermächtigte Personen sorgfältig geprüft werden, wobei diese persönlichen Daten jedoch als streng vertraulich behandelt. und nicht der Allgemeinheit zugänglich gemacht werden.

Die Richtlinie 95/46/EWG des Europäischen Parlaments und des Rates zum Schutz natürlicher Personen bei der Verarbeitung personenbezogener Daten und zum freien Datenverkehr[III] vom 24. Oktober 1995 bleibt von dieser Richtlinie unberührt.

Ferner müssen Vorschriften für die Überwachung von während der klinischen Prüfungen auftretenden Nebenwirkungen erlassen werden. Dabei sind gemeinschaftliche Überwachungsverfahren (im Sinne des Systems der Arzneimittelüberwachung) anzuwenden, um die sofortige Einstellung einer klinischen Prüfung sicherzustellen, sofern ein nicht hinnehmbares Risiko besteht.

Die Durchführung klinischer Prüfungen muß regelmäßig an den wissenschaftlichen und technischen Fortschritt angepaßt werden, um einen optimalen Schutz der Versuchspersonen sicherzustellen. Daher ist ein beschleunigtes Verfahren zur Anpassung der Bestimmungen über die Durchführung klinischer Prüfungen an den technischen Fortschritt einzuführen, bei dem eine enge Zusammenarbeit zwischen der Kommission und den Mitgliedstaaten im Rahmen eines Ausschusses für die Anpassung der Richtlinie über die Beseitigung technischer Handelshemmnisse im Arzneimittelsektor an den technischen Fortschritt unerläßlich ist.

Haben folgende Richtlinie erlassen:

[III] ABl. Nr. L 281 vom 23.11.1995, S. 31.

Kapitel I

Geltungsbereich und Begriffsbestimmungen
Artikel 1
1. Diese Richtlinie regelt klinische Prüfungen, einschließlich multizentrischer Prüfungen, an Versuchspersonen mit Arzneimitteln gemäß Definition in Artikel 1 der Richtlinie 65/65/FWG. Anwendungsbeobachtungen fallen jedoch nicht unter diese Richtlinie.
2. Die *Gute Klinische Praxis* bezeichnet international anerkannte ethische und wissenschaftliche Qualitätsanforderungen für die Planung, Durchführung und Aufzeichnung klinischer Prüfungen am Menschen sowie die Berichterstattung über diese Prüfungen. Die Einhaltung dieser Anforderungen gewährleistet, daß die Rechte, die Sicherheit und das Wohlergehen der Versuchspersonen im Einklang mit den auf die Deklaration von Helsinki (1964) zurückgehenden Grundsätzen geschützt werden und daß die Daten der klinischen Prüfung glaubwürdig sind.
3. Die Grundsätze und Leitlinien der Guten Klinischen Praxis werden im Einklang mit dem Verfahren des Artikels 2 Buchstabe c der Richtlinie 75/318/EWG des Rates in Form einer an die Mitgliedstaaten gerichteten Richtlinie verabschiedet. Ausführliche Leitlinien, die diesen Grundsätzen entsprechen, werden von der Kommission veröffentlicht und gegebenenfalls revidiert, um dem technischen und wissenschaftlichen Fortschritt Rechnung zu tragen.
4. Bei allen klinischen Prüfungen, einschließlich der Bioverfügbarkeits- und Bioäquivalenzstudien, erfolgen die Planung, Durchführung und Berichterstattung im Einklang mit den Anforderungen der Guten Klinischen Praxis.

Artikel 2
Für diese Richtlinie gelten folgende Begriffsbestimmungen:

Unerwünschtes Ereignis. Jedes medizinisch unerwünschte Vorkommnis, das einem Patienten oder einer an einer klinischen Prüfung teilnehmenden Person widerfährt, dem bzw. der ein Arzneimittel verabreicht wurde, und das nicht unbedingt in kausalem Zusammenhang mit dieser Behandlung steht.

Nebenwirkung. Jede schädliche und unbeabsichtigte Reaktion auf ein Prüfpräparat in jeglicher Dosierung.

Klinische Prüfung. Jede am Menschen durchgeführte Untersuchung, um klinische, pharmakologische und/oder sonstige pharmakodynamische Wirkungen von Prüfpräparaten zu erforschen oder nachzuweisen und/oder alle Nebenwirkungen, von Prüfpräparaten festzustellen und/oder die Resorption, die Verteilung, den Stoffwechsel und die Ausscheidung von Prüfpräparaten zu untersuchen mit dem Ziel deren Unbedenklichkeit und/oder Wirksamkeit festzustellen.

Dies umfaßt klinische Prüfungen, die entweder an einer oder mehreren Prüfstellen in einem oder mehreren Mitgliedstaaten durchgeführt werden, schließt jedoch die Anwendungsbeobachtung aus.

Ethikkommission. Ein unabhängiges Gremium, das sich aus im Gesundheitswesen und in nichtmedizinischen Bereichen tätigen Personen zusammensetzt, für den Rechtsschutz, die Sicherheit und das Wohlergehen von an einer klinischen Prüfung teilnehmenden Personen verantwortlich ist und diesen Schutz öffentlich gewährleistet, indem es unter anderem zu dem Prüfplan, der Eignung des bzw. der Prüfer, den Einrichtungen sowie den Methoden und dem Material zur Erlangung und zum Nachweis der Einwilligung der Versuchspersonen nach vorheriger Aufklärung Stellung nimmt.

Inspektion. Offiziell von einer zuständigen Behörde durchgeführte Überprüfung. von Unterlagen, Einrichtungen, Aufzeichnungen, Qualitätssicherungssystemen und allen sonstigen Hilfsmitteln, die nach Ansicht der zuständigen Behörde im Zusammenhang mit der klinischen Prüfung stehen und die sich an der Prüfstelle, in den Einrichtungen des Sponsors und/oder des Auftragsforschungsinstituts oder aber in sonstigen Einrichtungen befinden können, die von der zuständigen Behörde als angemessen erachtet werden.

Prüfpräparat. Eine pharmazeutische Form eines Wirkstoffs oder Placebos, die geprüft oder als Referenzsubstanz in einer klinischen Prüfung verwendet wird. Ferner ein zugelassenes Erzeugnis, wenn es in einer anderen als der zugelassenen Form verwendet oder zusammengesetzt (formuliert oder verpackt) oder für eine nicht zugelassene Anwendung eingesetzt wird oder wenn es verwendet wird, um zusätzliche Informationen über eine zugelassene Anwendung zu erhalten.

Prüfer. Eine für die Durchführung der klinischen Prüfung in einer Prüfstelle verantwortliche Person. Wird eine Prüfung in einer Prüfstelle von einem Team vorgenommen, so ist der Prüfer der verantwortliche Leiter des Teams und kann als Hauptprüfer bezeichnet werden.

Information für Prüfer. Eine Zusammenstellung der für die Untersuchungen mit Prüfpräparaten an Versuchspersonen relevanten klinischen und Daten über die betreffenden Präparate.

Multizentrische Prüfung. Eine nach einem einzigen Prüfplan durchgeführte klinische Prüfung, die in mehr als einer Prüfstelle erfolgt und daher von mehr als einem Prüfer vorgenommen wird.

Die Prüfstellen können sich in einem einzigen Mitgliedstaat, in mehreren Mitgliedstaaten und/oder in Mitgliedstaaten und Drittländern befinden.

Anwendungsbeobachtung. Eine klinische Prüfung, bei der die Auswahl von Versuchspersonen oder die Zuweisung von Arzneimitteln oder die durchgeführten Untersuchungen oder das medizinische und biologische Follow-up von Versuchspersonen unter die übliche medizinische Praxis fallen.

Prüfplan. Unterlagen, in denen Zielsetzung(en), Planung, Methodik, statistische Überlegungen und Organisation einer Prüfung beschrieben sind. Der Begriff „Prüfplan" bezieht sich auf den Prüfplan an sich sowie auf seine nachfolgenden Fassungen und Änderungen.

Schwerwiegendes unerwünschtes Ereignis oder schwerwiegende Nebenwirkung. Jedes medizinisch unerwünschte Vorkommnis, das bei jeglicher Dosierung zum Tode führt, lebensbedrohlich ist, eine (unbedingte) stationäre Behandlung des Patienten bzw. eine Verlängerung des Krankenhausaufenthalts erforderlich macht oder zu dauerhafter bzw. signifikanter Behinderung/Arbeitsunfähigkeit führt, oder aber eine angeborene Mißbildung/ein Geburtsfehler.

Sponsor. Person, Unternehmen, Institution oder Organisation, die die Verantwortung, die Inangriffnahme, das Management und/oder die Finanzierung einer klinischen Prüfung übernimmt.

Versuchsperson. Eine Person, die entweder als Empfänger des Prüfpräparats oder als Mitglied einer Kontrollgruppe an einer klinischen Prüfung teilnimmt.

Unerwartete Nebenwirkung. Eine in der Information für Prüfer oder gegebenenfalls in der Zusammenfassung der Erzeugnismerkmale nicht erwähnte Nebenwirkung.

Kapitel II

Schutz von Versuchspersonen

Artikel 3

1. Diese Richtlinie berührt nicht die in den Mitgliedstaaten zum Schutz von Versuchspersonen getroffenen Maßnahmen.

2. Eine klinische Prüfung darf nur durchgeführt werden, wenn die Risiken für die Versuchsperson nicht in unangemessenem Verhältnis zu dem potentiellen Nutzen der medizinischen Forschung stehen. Das Recht der Versuchsperson auf körperliche und geistige Unversehrtheit sowie das Recht auf Privatsphäre müssen gewahrt werden.

3. Für die medizinische Versorgung einer Versuchsperson und die medizinischen Entscheidungen in bezug auf dieselbe ist angemessen qualifiziertes medizinisches Personal oder gegebenenfalls ein Zahnarzt verantwortlich.

4. Der Versuchsperson steht eine vom Prüfteam unabhängige Kontaktstelle zur Verfügung, bei der sie weitere Informationen einholen kann.

Stellungnahme der Ethikkommission

Artikel 4

1. Aufgabe und Verantwortung einer Ethikkommission ist es, die Rechte, die Sicherheit und das Wohlergehen aller Versuchspersonen sicherzustellen.

   Die Ethikkommission prüft bei der Ausarbeitung ihrer Stellungnahme zumindest die Relevanz der klinischen Prüfung, die Planung, den Prüfplan, die Eignung des Prüfers, das zuständige Personal und die zur Verfügung stehenden Einrichtungen, ferner die Angemessenheit und Vollständigkeit der schriftlichen Auskünfte für die Versuchspersonen, ihre Verwandten, den Vormund und erforderlichenfalls den gesetzlichen Vertreter oder sonstige Personen, deren Zustimmung erforderlich ist, die Bereitstellung einer Entschädigung/Behandlung bei Verletzung oder im Falle des Todes einer Versuchsperson die bzw. der auf eine klinische Prüfung zurückzuführen ist, sowie jede Art von Versicherung oder Schadenersatz zur Deckung der Haftung von Prüfer und Sponsor und inwieweit Prüfer und Versuchspersonen für ihre Teilnahme an der Prüfung entlohnt/entschädigt werden können.

2. Die Stellungnahme einer Ethikkommission muß vor Beginn einer klinischen Prüfung vorliegen.

3. Für die Stellungnahme einer Ethikkommission ist ein mit Unterlagen versehener Antrag vorzulegen. Die schriftliche Stellungnahme der

Ethikkommission wird dem Antragsteller innerhalb von 30 Tagen
nach Erhalt eines gültigen Antrags schriftlich vorgelegt.
4. Innerhalb dieses Zeitraums kann die Ethikkommission zusätzlich zu
   den bereits vorgelegten Informationen ein einziges Mal weitere Informationen anfordern. In diesem Fall verlängert sich der Zeitraum um
   weitere 30 Tage.

Artikel 5
1. Die Mitgliedstaaten legen ein Verfahren fest, wonach für den betreffenden Mitgliedstaat eine einzige Stellungnahme einer Ethikkommission abgegeben wird. Für multizentrische klinische Prüfungen, die in
   mehr als einem Mitgliedstaat durchgeführt werden, führt dieses Verfahren zu einer einzigen Stellungnahme für den betreffenden Mitgliedstaat.
2. Die Mitgliedstaaten können zusätzlich eine Stellungnahme der Ethikkommission für jede Prüfstelle zu den Einrichtungen und Möglichkeiten der betreffenden Stelle im Hinblick auf die vorgeschlagene klinische Prüfung vorsehen. Innerhalb von 15 Tagen nach Erhalt der in
   Absatz 1 genannten Stellungnahme befürwortet die Ethikkommission
   der Prüfstelle durch Abgabe einer Stellungnahme die Durchführung
   der Prüfung in der betreffenden Prüfstelle oder lehnt diese ab.

Artikel 6
In Absprache mit den Mitgliedstaaten und den betreffenden Parteien er-
stellt die Kommission ausführliche Leitlinien für die Formalisierung des
Antrags und die Unterlagen, die mit dem Antrag auf Stellungnahme einer
Ethikkommission vorzulegen sind, sowie für geeignete Garantien zum
Schutz persönlicher Daten, insbesondere im Hinblick auf die den Ver-
suchspersonen vorzulegenden Informationen.

Kapitel III

Beginn einer klinischen Prüfung

Artikel 7

1. Vor Beginn einer klinischen Prüfung reicht der Sponsor in den Mitgliedstaaten, in denen die Prüfung stattfinden soll, einen Antrag ein.

2. Die Mitgliedstaaten. erteilen den Sponsoren die Erlaubnis, mit den klinischen Prüfungen zu beginnen, sobald die Ethikkommission eine befürwortende Stellungnahme abgegeben hat. Sie können jedoch festlegen, daß auf bestimmte klinische Prüfungen die Bestimmungen von Absatz 3 Anwendung finden.

3. Bei klinischen Prüfungen, die nicht unter die Bestimmungen von Absatz 2 fallen, erteilen die Mitgliedstaaten einem Sponsor die Erlaubnis, nach Ablauf einer Frist von 30 Tagen nach Erhalt eines gültigen Antrags mit den klinischen Prüfungen zu beginnen, es sei denn, daß innerhalb dieses Zeitraums begründete Einwände mitgeteilt wurden.

    Innerhalb von 30 Tagen nach Erhalt der vorgenannten Einwände kann der Sponsor nur ein einziges Mal den Antrag ändern, um den in der Mitteilung genannten Einwänden gebührend Rechnung zu tragen. Ändert der Sponsor den Antrag nicht entsprechend ab, gilt der Antrag als abgelehnt.

4. Änderungen des Prüfplans werden den Mitgliedstaaten mitgeteilt. Diese Änderungen gelten als angenommen, es sei denn, die zuständige Behörde teilt innerhalb von 30 Tagen Einwände mit.

    Für den Fall, daß Einwände geltend gemacht werden, ist das Verfahren von Absatz 1 anzuwenden.

5. Ungeachtet der Bestimmungen von Absatz 4 können vom Sponsor vorübergehend dringliche Sicherheitsmaßnahmen getroffen werden, um für Versuchspersonen eine unmittelbare Gefahr auszuschalten.

6. Innerhalb von 90 Tagen nach Abschluß einer klinischen Prüfung unterrichtet der Sponsor die Mitgliedstaaten davon, daß die Prüfung abgeschlossen ist. Bei vorzeitiger Beendigung der klinischen Prüfung verkürzt sich diese Frist auf 15 Tage.

7. Die Kommission legt in Absprache mit den Mitgliedstaaten ausführliche Leitlinien für die Formalisierung und den Inhalt der Anträge fest, ferner für die vorzulegenden Unterlagen in bezug auf Qualität und Herstellung des Prüfpräparats, alle toxikologischen und pharmakologischen Prüfungen, den Prüfplan und die klinischen Auskünfte zum Prüfpräparat, einschließlich der Information für den Prüfer, sowie den Inhalt der Mitteilung bei Abschluß der klinischen Prüfung.

Informationsaustausch

Artikel 8

1. Auszüge des ursprünglichen Antrags, geeignete Änderungen und die Mitteilung über den Abschluß der klinischen Prüfung werden von den Mitgliedstaaten, in deren Hoheitsgebiet die Prüfung durchgeführt wird, in eine Datenbank eingespeist, die nur den Mitgliedstaaten, der Europäischen Agentur für die Beurteilung von Arzneimitteln und der Kommission zugänglich ist.

2. Auf Anfrage eines Mitgliedstaates oder der Kommission teilt die zuständige Behörde, der die klinische Prüfung mitgeteilt wurde, alle geeigneten Informationen zu dieser Prüfung mit.

3. Bei multizentrischen klinischen Prüfungen, die in mehr als einem Mitgliedstaat durchgeführt werden, kann die Kommission, sofern Unterschiede bestehen, die betreffenden Mitgliedstaaten auffordern, die Gründe für die Unterschiede festzustellen, die von allen Mitgliedstaaten geprüft werden müssen.

4. Die Kommission legt in Absprache mit den Mitgliedstaaten ausführliche Leitlinien, für die in diese Datenbank aufzunehmenden relevanten Angaben sowie die Methoden der elektronischen Datenübermittlung fest.

Artikel 9

1. Sofern die Bedingungen des Antrags nicht mehr eingehalten oder neue Informationen verfügbar werden, die Zweifel hinsichtlich der Unbedenklichkeit oder der wissenschaftlichen Erkenntnisse aufwerfen, kann der Mitgliedstaat die Prüfung aufschieben oder untersagen. Er unterrichtet die anderen Mitgliedstaaten und die Komission unverzüglich davon.

    Der Mitgliedstaat unterrichtet die anderen Mitgliedstaaten und die Kommission unter Angabe der Gründe über die getroffene n Entscheidungen.

2. Ist ein Mitgliedstaat der Auffassung, daß der Sponsor oder der Prüfer ihre festgelegten Verpflichtungen nicht mehr erfüllen, unterrichtet er die anderen Mitgliedstaaten und die Kommission unter Angabe ausführlicher Gründe und der getroffenen Maßnahmen unverzüglich davon.

    Der Mitgliedstaat unterrichtet die Kommission unverzüglich von der Einleitung etwaiger Verstoßverfahren.

Kapitel IV

Herstellung, Einfuhr und Etikettierung von Prüfpräparaten

Artikel 10

1. Die Mitgliedstaaten treffen alle geeigneten Maßnahmen, um sicherzustellen, daß Herstellung und Einfuhr von Präparaten der Erlaubnis gemäß Artikel 16 der Richtlinie 75/319/EWG3ABl. Nr. L 147 vom 9.6.1975,
   S. 13. des Rates unterliegen.

2. Die Kapitel IV und V der Richtlinie 75/319/EWG gelten für Prüfpräparate.

3. Eine Person, die in einem Mitgliedstaat zum Zeitpunkt des Inkrafttretens dieser Richtlinie die Tätigkeit der Person gemäß Artikel 21 der
   Richtlinie 75/319/EWG im Zusammenhang mit Prüfpräparaten in diesem Mitgliedstaat ausübt, ohne daß sie jedoch den Bestimmungen der
   Artikel 23 und 24 der Richtlinie 75/319/EWG entspricht, ist befugt, diese Tätigkeit zwecks Herstellung von Prüfpräparaten in dem betreffenden Mitgliedstaat weiterhin auszuüben.

Artikel 11

Für Prüfpräparate werden die Angaben, die zumindest in der bzw. den
Landessprachen auf der äußeren Verpackung von Prüfpräparaten oder,
sofern keine äußere Verpackung vorhanden ist, auf der Primärverpackung aufgeführt sein müssen, von der Kommission in dem gemäß den
Bestimmungen des Artikels 19 Buchstabe a der Richtlinie W75/319/EWG
zu erstellenden Leitfaden für die Gute Herstellungspraxis über Prüfpräparate veröffentlicht.

Kapitel V

Übereinstimmung

Artikel 12

1. Die Übereinstimmung mit den Anforderungen der Guten Klinischen Praxis wird im Auftrag der Gemeinschaft durch von den Mitgliedstaaten benannte Inspektoren sichergestellt, die in den betreffenden Stellen, einschließlich der Prüfstelle und des Herstellungsorts, in allen an der Prüfung beteiligten Laboratorien und/oder den Einrichtungen des Sponsors Inspektionen durchführen.

2. Im Anschluß an die Inspektion wird ein Inspektionsbericht erstellt, der dem Sponsor, den anderen Mitgliedstaaten oder der Europäischen Agentur für die Beurteilung von Arzneimitteln auf Anfrage zur Verfügung zu stellen ist.

3. Gehen die Ansichten der Mitgliedstaaten hinsichtlich der Einhaltung der Bestimmungen dieser Richtlinie auseinander, so kann die Kommission eine neue Inspektion fordern. Die Koordinierung solcher Inspektionen erfolgt durch die Europäische Agentur für die Beurteilung von Arzneimitteln.

4. Vorbehaltlich aller gegebenenfalls zwischen der Gemeinschaft und Drittländern getroffenen Vereinbarungen kann die Kommission nach Erhalt einer mit Gründen versehenen Anfrage eines Mitgliedstaates oder aber aus eigener Initiative verlangen, daß in der Prüfstelle und/oder in den Einrichtungen des Sponsors und/oder bei dem in einem Drittland niedergelassenen Hersteller eine Inspektion durchgeführt wird. Die Inspektion erfolgt durch entsprechend qualifizierte Inspektoren aus der Gemeinschaft.

5. Die Kommission erstellt in Absprache mit den Mitgliedstaaten, der Europäischen Agentur für die Beurteilung von Arzneimitteln und den betreffenden Parteien ausführliche Leitlinien für Dokumentation, Archiv, geeignete Qualifikationen von Inspektoren und Inspektionsverfahren zum Nachweis der Übereinstimmung mit dieser Richtlinie.

Kapitel VI

Berichte über die klinische Unbedenklichkeit

Artikel 13

1. Der Prüfer erstattet dem Sponsor Bericht über alle schwerwiegenden unerwünschten Ereignisse, ausgenommen solche Ereignisse, über die. laut Prüfplan oder Information für den Prüfer nicht unverzüglich berichtet werden muß. Auf die unverzügliche Berichterstattung folgen ausführliche schriftliche Berichte. In der unverzüglichen Berichterstattung und den Folgeberichten sind die Versuchspersonen unter Angabe ihrer spezifischen Codenummern zu benennen.

2. Unerwünschte Ereignisse und/oder Laboranomalien, die im Prüfplan als kritisch für die Unbedenklichkeitsbewertungen bezeichnet werden, sind der Ethikkommission und dem Sponsor gemäß den Berichterstattungsanforderungen und innerhalb der im Prüfplan angegebenen Fristen mitzuteilen.

3. Sind Todesfälle mitzuteilen, legt der Prüfer dem Sponsor und der Ethikkommission alle zusätzlich geforderten Auskünfte vor.

4. Der Sponsor stellt sicher, daß alle einschlägigen Auskünfte über unerwartete tödliche oder lebensbedrohliche Nebenwirkungen aufgezeichnet und dem Mitgliedstaat, in dessen Hoheitsgebiet sich der Vorfall ereignet hat, so rasch wie möglich, spätestens jedoch innerhalb von 7 Tagen, nachdem der Sponsor zuerst von den tödlichen oder lebensbedrohlichen Nebenwirkungen Kenntnis erhalten hat, mitgeteilt werden. Alle anderen schwerwiegenden Nebenwirkungen, die nicht tödlich oder lebensbedrohlich sind, werden so rasch wie möglich, spätestens jedoch innerhalb von 15 Tagen mitgeteilt. Der Sponsor unterrichtet davon ferner alle Prüfer.

5. Darüber hinaus bewahrt der Sponsor ausführliche Aufzeichnungen aller mutmaßlichen unerwünschten Ereignisse auf, die ihm von dem bzw. den Prüfern mitgeteilt werden. Diese Aufzeichnungen werden den Mitgliedstaaten, in deren Hoheitsgebiet die klinische Prüfung durchgeführt wird, vorgelegt.

6. Während der klinischen Prüfung legt der Sponsor den Mitgliedstaaten, in deren Hoheitsgebiet die klinische Prüfung durchgeführt wird, wenigstens alle 12 Monate eine Liste mit allen mutmaßlichen schwerwiegenden Nebenwirkungen vor, die während der gesamten Prüfung aufgetreten sind, sowie einen Kurzbericht über die Sicherheit der an der Prüfung beteiligten Versuchspersonen.

7. Jeder Mitgliedstaat stellt sicher, daß alle mutmaßlichen schwerwiegenden unerwarteten Nebenwirkungen, die in seinem Hoheitsgebiet
    durch ein Prüfpräparat aufgetreten sind und über die er informiert
    wurde, aufgezeichnet und der Europäischen Agentur für die Beurteilung von Arzneimitteln unverzüglich, spätestens jedoch innerhalb von
    15 Tagen nach Erhalt der Auskünfte mitgeteilt werden.
       Die Europäische Agentur für die Beurteilung von Arzneimitteln unterrichtet davon die zuständigen Behörden der Mitgliedstaaten.
8. Die Kommission erstellt in Absprache mit der Europäischen Agentur
    für die Beurteilung von Arzneimitteln, den Mitgliedstaaten und den
    betreffenden Parteien Leitlinien für die Erfassung, Prüfung und Vorlage von Berichten über unerwünschte Ereignisse/Nebenwirkungen.

Kapitel VII

Allgemeine Bestimmungen

Artikel 14

Diese Richtlinie berührt nicht die allgemeine zivil- und strafrechtliche Haftung des Sponsor oder des Prüfers.

In klinischen Prüfungen verwendete Arzneimittel werden nicht verkauft, es sei denn, die Mitgliedstaaten haben genaue Bedingungen für Ausnahmefälle festgelegt. Die Mitgliedstaaten teilen der Kommission derartige Bedingungen mit.

Artikel 15

Jede Änderung, die zwecks Aktualisierung der Bestimmungen dieser Richtlinie erforderlich sein kann, um dem wissenschaftlichen und technischen Fortschritt Rechnung zu tragen, ist im Einklang mit den Bestimmungen von Artikel 2 Buchstabe c der Richtlinie 75/318/EWG zu verabschieden. .

Artikel 16

Die Mitgliedstaaten erlassen die erforderlichen Rechts- und Verwaltungsvorschriften, um dieser Richtlinie bis spätestens 1. Januar 1999 nachzukommen. Sie unterrichten die Kommission unverzüglich davon.

Wenn die Mitgliedstaaten die Vorschriften nach Absatz 1 erlassen, nehmen sie in diesen Vorschriften oder durch einen Hinweis bei der amtlichen Veröffentlichung auf diese Richtlinie Bezug. Die Mitgliedstaaten regeln die Einzelheiten dieser Bezugnahme.

Die Mitgliedstaaten teilen der Kommission ihre Rechts- und Verwaltungsvorschriften zur Anwendung dieser Richtlinie mit.

Artikel 17

Diese Richtlinie ist an die Mitgliedstaaten gerichtet.

Geschehen zu ...   am ...

Im Namen des Europäischen Parlaments   Der Präsident

Im Namen des Rates   Der Präsident

4. Directive of the European Parliament and of the Council on the approximation of provisions laid down by law, regulation or administrative action relating to the implementation of Good Clinical Practice in the conduct of clinical trials on medical products for human use

(Entwurf, Stand: 1997)

Der folgendeTeil wird aus der Zeitschrift *pharmind* 12/97, S. 1027 bis 1032, reproduziert.

Draft

Proposal for a

Directive of the European Parliament and of the Council

on the approximation of provisions laid down by law, regulation or administrative action relating to the implementation of Good Clinical Practice in the conduct of clinical trials on medicinal products for human use

Explanatory Memorandum

1. Background

With the introduction of the first legislation dealing with pharmaceuticals, twin principles of protection of public health and free movement of products were enshrined. Directive 65/65/EEC requires that medicinal products must have a marketing authorisation prior to being placed on the market in the European Community. Further, the criteria upon which access to the marketplace is determined – quality, safety and efficacy – have been clearly set out. Demonstration, particularly of the latter two generally rely on clinical trials in human subjects.

Current approaches to the demonstration of clinical safety and efficacy (for example, placebo controlled double blind trials) frequently involve thousands of subjects. Recent publications have illustrated that a base of 2000 to 3000 human subjects would not be exceptional in the development of a new active substance.

Such clinical trials may be conducted in universities, hospitals or clinics, none of which would individually be capable of recruiting the required number of subjects. Therefore, the practice has developed of applying the same trial protocol in multiple investigational sites. These 'multi-centre' clinical trials, when conducted in the European Union, would frequently take place in more than one Member State. Thus the conduct of the same trial must comply with different national provisions.

The legislative provisions and administrative practices which individual Member States have introduced in order to protect public health have led (inadvertently) to a complex array of requirements and ultimately to delays in achieving the necessary acceptances prior to the commencement of such multi-centre trials. Indeed there have been cases reported where the trial has been completed in one or more sites, whilst for others the necessary approvals were not yet finalised.

Therefore this legislative proposition is designed to build on the existing experience of the Member States, ensuring the same level of patient protection and scientific standards, but with a rationalisation of the documentary and administrative procedures involved in multi-centre clinical trials.

It is important to note that this proposal, based on article 100a, is in fact a rationalisation of legislation since overall the administrative and bureaucratic requirements will be reduced in line with a 'risk-based' approach, thus allowing new medicines to be made available to patients in a timely manner. It is also intended to simplify the regulatory burden for small and medium companies e.g. start up biotechnology companies, for whom the current complexity of national requirements makes it almost impossible to conduct trials in more than one Member State.

2. Protection of the Trial Subject

The accepted basis for the conduct of clinical trials in humans is founded in the current revision of the Declaration of Helsinki and the Council of Europe draft Convention for the protection of human rights and dignity of the human being with regard to the application of biology and medicine (The Convention on Human Rights and Biomedicine).

In practice, this means that the clinical trial has been considered by an Ethics Committee and by the competent authority of the Member State. Further, the investigator is responsible for the personal safety and well-being of subjects in a clinical trial.

For the protection of subjects in a clinical trial, it is important that complete information is provided and that, as necessary, additional information may be requested.

The subjects participation in the clinical trial is confidential and, as the data relating to the study may be available to third parties such as monitors and regulatory bodies, it should remain anonymous. All data should be secured against unauthorised access and confidentiality should be observed at all times.

This directive is without prejudice to Directive 95/46/EEC on the protection of individuals with regard to the processing of personal data and on the free movement of such data.

Prior to enrolment in a clinical trial, the trial subject should receive easy to understand information on the nature of the trial (Patient information) and be afforded the opportunity to ask and receive answers to questions. Consent to participate is then confirmed by the 'Informed consent' record.

Legal texts in themselves provide only a framework within which to work. Ethics cannot be grafted onto a trial – it must be built in from the outset. Ultimately an ethical attitude must pervade the approach to clinical investigation, its establishment and follow through.

3. Ethics Committees

The European Treaties recognise the need to respect the history, culture and traditions of the peoples of the Union. In Europe there is a diversity of cultural traditions. Equally there is diversity in religious beliefs. This combination has led to differing expectations and practices, both legal and ethical. Nonetheless, the solidarity of the peoples of the Union creates a firm basis for the construction of the future Europe.

Ethical principles therefore reflect the culture, tradition and expectation of peoples. Ethics also reflect the views of their time, and perforce must be adjusted in time. Thus the expression of detailed ethical requirements in legislative texts has not been the practice in the Member States. Rather the standards and principles to be followed are enshrined in legal form.

This experience has been followed in this proposal. Thus, the principles of consultation, opinions in writing and the necessity of ongoing submission of information to the Ethics committee are set out. Thus the following principles have been elaborated:

- For the same clinical trial, all Ethics Committees must be supplied with the same information;

- The opinion of the Ethics Committee of the site where the trial actually takes place must be obtained, particularly as it is this committee that will be most familiar with the facilities and qualifications of the investigator.

However, the administrative procedures including the scientific documentation to be made available in order to obtain an ethical committee opinion do lend themselves to rationalisation, at the high standard necessary for the protection of trial subjects.

For multi-centre multi Member State clinical trials, up to 50 or 60 sites might be involved. The co-ordination of ethical opinions from all of these sites can impose difficulties and delays. In a number of Member States, procedures have already been set up whereby either a national ethics committee, or a co-ordination of regional committees or the ethics committee of the principal investigator takes the lead in giving an opinion for the trial. Thereafter, the ethics committee of each site either accepts or rejects the trial for that site.

This approach has been followed in the proposal – each Member State would establish its own procedure for achieving a 'lead' opinion for a multi-centre multi-Member State clinical trial. Thus instead of say 50 or 60 separate opinions, there would be an opinion per Member State, with an acceptance or rejection of the trial by the Ethics Committee of the investigational site.

4. Innovative Environment

The pharmaceutical industry in Europe is highly innovatory and contributes to public health by virtue of bringing forth new medicines for disease conditions for which treatment is currently insufficient or not available. The innovative nature of the industry relies on research, particularly clinical research. Equally, the conduct of research in Europe contributes to the knowledge base of the performance in practice of the medicinal product in the European patient, and permits clinical investigators to work intimately with evolving science. Therefor it is important that clinical research should not be inhibited by unnecessary administrative duplication.

In most Member States there is a requirement to either notify or receive approval from the competent authority before commencing a clinical trial in the territory of that Member State. In addition to protecting the trial subject, the current experience with systems of notification/approval has proven effective and therefore provides the basis for this part of the proposal. Thus, a sponsor would notify the competent authority of the clinical trial, the competent authority would have the opportunity to react but if there was no reaction, the trial would be deemed to be approved. This approval would be valid for the duration of the trial.

Major pharmaceutical innovations rely, for the demonstration of safety and efficacy on multi-centre clinical trials. In the European Union these centres are spread across more than one Member State. Initially the possibility for a single procedure for the commencement of transnational clinical trials had been considered, this would have provided the possibility whereby, at the request of the sponsor, a single application could have been submitted to the recently established European Agency for the Evaluation of Medicinal Products. However, concerns were raised that the experiences of Good Clinical Practices and the extent of cooperation between Member States in this area were thus far insufficient to provide a basis for a Community procedure at this time. The commission regrets that it therefore was not possible propose such a Community dimension in this proposal, but would wish to revisit this aspect when some experience has been gained.

It is important nonetheless that on-going information on clinical trials be available to all competent authorities. Thus selected elements of the initial application, as well as amendments to the trial along with the summary notification of the end of the trial, whether this is due to an early interruption of the trial or in line with the anticipated duration, would be registered in a database, accessible only to competent authorities.

The potential for risk to the environment may be associated with investigational medicinal products containing or consisting of genetically modified organisms. It is therefore necessary to provide for an environmental risk assessment of such products similar to that provided for by Directive 90/220/EEC on the deliberate release into the environment of genetically modified organisms. This would be incorporated to the scientific evaluation of the proposed clinical trial within a single procedure – thus providing a 'one door key' approach.

Currently, trials undertaken in other Member States are not required to be notified, thus there is a gap in the information available to competent authorities – this is particularly the case for multi-centre trials. Given the importance of this information, including for the marketing authorisation assessment process, the need to exchange information on clinical trials becomes evident. Therefore the establishment of a database repository capable of providing access to the above-mentioned data elements and accessible to all competent authorities is foreseen.

In the pharmaceutical sector, an electronic network linking the competent authorities of the Member States, the European Agency for the Evaluation of Medicinal Products and the Commission is being established under the name EudraNet. Within this the exchange of summary information on clinical trials can readily be achieved and the possibility for electronic transmission of information by sponsors could also be explored. Further, this exchange would benefit the equivalence of the evaluation process conducted in the Member States such that there can be mutual confidence and trust in the conduct of clinical trials.

5. Good Manufacturing Practice

In Directive 65/65/EEC, article 2, an exemption from chapters II to V of the same directive is provided for 'medicinal products intended for research and development trials'. Thus such medicinal products do not require a marketing authorisation, and their manufacture has not been subjected to a manufacturing authorisation, nor do the labelling provisions apply. Nonetheless, all Member States agreed, at the time that the Commission Directive 91/356/EEC was adopted that the principles of Good Manufacturing Practice should be complied with in the manufacture of medicinal products intended for use in clinical trials. Many Member States have introduced this requirement in their national legislation.

In order to avoid differing requirements which are particularly problematic in the case of multi-centre multi-Member State clinical trials, the proposal applies the principles of Good Manufacturing Practice to investigational medicinal products, including a manufacturing authorisation from the competent authority.

Equally the provisions for labelling need to be codified so as to ensure that investigational medicinal products can move across national boundaries. The Commission's working party of Inspectors had already considered these issues, and had prepared a guideline (III/3004/91 of 22.12.92) which recommended minimum information for inclusion in the label. To support the application of GMP, the annex to the Guide for Good Manufacturing Practice is being revised to include an updating of the guideline III/3004/91 and will be available shortly.

6. Verification of compliance

The concept of GCP serves to emphasise the need for and importance of a clear paper trail of the clinical trial, from its inception to its completion and analysis. Implicit in the requirement that clinical trials meet the standard of GCP is the need for audit of the study. Audit may be carried out by an independent internal unit of the sponsor or by external contractors. An audit certificate should result.

Inspection by the relevant competent authority is an officially conducted audit. Thus the adherence to the standard can be assured. Some Member States have legislative provisions empowering inspection of clinical trial sites and/or sponsors and/or individual patient files. The absence of a Community mechanism of mutual recognition of inspections done by the Member States may cause difficulties in the acceptability of studies out in other Member States.

The international acceptability of clinical trials conducted in the Community, particularly by authorities outside the European Community, requires a legislative underpinning of the compliance of clinical trials with the standard of GCP.

Further, in order to achieve optimum protection of health, the resources allocated to pharmaceutical research should not be squandered on obsolete or repetitive tests neither within the Community nor in third countries. Therefore, the international harmonisation of technical requirements for the development of medicinal products should continue to be pursued. International fora, including the International Conference on Harmonisation, allow for the scientific establishment of standards which can prevent duplication.

Thus the proposal provides for verification of compliance with GCP on behalf of the Community by inspectors appointed by Member States. The possibility for inspection of trials done outside the Community, the results of which are submitted as part of the marketing authorisation application is also foreseen and a requirement on those subject to inspection to allow inspection.

The need to share knowledge and experience, and to build a system for inspection is evident. The establishment of common criteria for conducting inspection in order to ensure mutual recognition between Member States, the inspection procedures for multi-centre multi-national studies, the qualification of inspectors and the elaboration of inspection reports are practical aspects which would be elaborated in guidelines. As it would not be practicable or an effective use of resources to inspect every trial, inspection of quality systems would be developed. Equally, the inspection report indicating the level of compliance with GCP following inspection would need to be set out.

7. Pharmacovigilance

It is clear that the same standards of monitoring the safety in use of medicinal products should be used for investigational medicinal products. Thus the provisions for pharmacovigilance are extended to include investigational medicinal products.

In the exercise on codification of the Community legislation relating to medicinal products for human use, the procedures for reporting pharmacovigilance are being rationalised. The updated procedures for reporting have thus been incorporated in this proposal.

8. International Harmonisation

A process of technical harmonisation of technical requirements for pharmaceutical has been on-going for the last number of years. This is called International Conference on Harmonisation (ICH). Within ICH, a Good Clinical Practice guideline has been elaborated on the basis of the European guideline of 1990.

In order to maintain international consistency, the definitions of ICH as well as procedures where relevant have been retained in the proposal. The only exceptions are in the terminology for medicinal products (in USA the word 'drug' is frequently used) and in the definition of Independent Ethics Committee where the description of the membership reflects European expressions rather than international ones i.e. *"healthcare* professionals and non-medical members".

The need to establish international harmonisation of inspection and assurance of compliance with GCP, with the possibility of mutual recognition of inspections, is also recognised and needs to be addressed.

Proposal for a

Directive of the European Parliament and of the Council

of ...

on the approximation of provisions laid down by law, regulation or administrative action relating to the implementation of Good Clinical Practice in the conduct of clinical trials on medicinal products for human use

THE EUROPEAN PARLIAMENT AND THE COUNCIL OF THE EUROPEAN UNION,

Having regard to the Treaty establishing the European Community, and in particular Article 100a thereof.

Having regard to the proposal from the Commission.

Having regard to the opinion of the Economic and Social Committee.

Acting in accordance with the procedure laid down in Article 189b of the Treaty.

Whereas, the accepted basis for the conduct of clinical trials in humans is founded in the current revision of the Declaration of Helsinki and the Council of Europe draft Convention for the protection of human rights and dignity of the human being with regard to the application of biology and medicine; whereas, the trial subject's protection is safeguarded through ethics committees, competent authorities and the protection of individual data;

Whereas, in order to achieve optimum protection of health, the resources allocated to pharmaceutical research must not be squandered on obsolete or repetitive tests neither within the Community nor in third countries; whereas, the harmonisation of technical requirements for the development of medicinal products should therefore be pursued through the appropriate fora, including the International Conference on Harmonisation;

Whereas, for multi-centre clinical trials conducted in more than one Member State, with many investigational sites involved, a delay in the commencement of the trial may be caused by the multiplicity and diversity of procedures for obtaining opinions of ethics committees; whereas, for such trials, a single opinion for each Member State concerned reduces delays without jeopardising the well-being of the trial subject;

Whereas, information both on the commencement and termination of a clinical trial should be available to the competent authority of the territory in which the trial takes place, and relevant information on clinical trials should be exchanged between Member States, whereas, risks to the environment may be associated with investigational medicinal products containing or consisting of genetically modified organisms; whereas therefore it is necessary to provide for an environmental risk assessment of such products similar to that provided for by Directive 90/220/EEC on the deliberate release into the environment of genetically modified organisms, together with the scientific evaluation of the proposed clinical trial within a single procedure;

Whereas, the standards of Good Manufacturing Practice should be applied to investigational medicinal products; whereas, special provisions for the labelling of investigational medicinal products should be set out;

Whereas, verification of compliance with the standards of Good Clinical Practice and the need to subject data, information and documents to inspection in order to confirm that they have been properly generated, recorded and reported, is essential in order to justify the involvement of human subjects in clinical trials; whereas, the subject should be made aware and consent that personal information may be scrutinised during inspection by competent authorities and properly authorised persons, but that personal information will be treated as strictly confidential and not be publicly available;

Whereas, this directive is without prejudice to Directive 95/46/EEC on the protection of individuals with regard to the processing of personal data and on the free movement of such data;

Whereas, it is also necessary to make provisions for the monitoring of adverse reactions to those investigational medicinal products used in clinical trials using Community pharmacovigilance procedures and system in order to ensure the immediate cessation of a clinical trial in which an investigational medicinal product presents an unacceptable level of risk;

Whereas, the conduct of clinical trials must regularly be adapted to scientific and technical progress in order to ensure optimum protection of the trial subject; whereas, it is therefore necessary to introduce a rapid procedure for adapting to technical progress the requirements regarding the conduct of clinical trials, whilst ensuring close co-operation between the Commission and the Member States within a 'Committee for the Adaptation to technical Progress of the Directives on the Removal of Technical Barriers to Trade in the Medicinal Products Sector';

HAVE ADOPTED THIS DIRECTIVE:

Chapter I
Scope and definitions
Article 1

1. This Directive deals with clinical trials on human subjects involving medicinal products including multi-centre trials.

2. Good Clinical Practice (GCP) is an international ethical and scientific quality standard for designing, conducting, recording and reporting trials that involve the participation of human subjects. Compliance with this standard provides public assurance that the rights, safety and well-being of trial subjects are protected, consistent with the principles that have their origin in the Declaration of Helsinki (1964), and that the clinical trial data are credible.

3. The principles and guidelines of Good Clinical Practice shall be adopted in the form of a directive addressed to the Member States, in accordance with the procedure laid down in article 2c of Directive 75/318/EEC. Detailed guidelines in line with those principles will be published by the Commission and revised as necessary to take account of technical and scientific progress.

4. All clinical trials, including bioavailability and bioequivalence studies shall be designed, conducted and reported in accordance with the standard of Good Clinical Practice.

Article 2

For the purposes of this Directive the following definitions shall apply:

Adverse Event: Any untoward medical occurrence in a patient or clinical investigation subject administered a medicinal product and which does not necessarily have a causal relationship with this treatment.

Adverse Reaction: All noxious and unintended responses to an investigational medicinal product related to any dose.

Clinical Trial: Any investigation in human subjects intended to discover or verify the clinical, pharmacological and/or other pharmacodynamic effects of an investigational medicinal product(s), and/or to identify any adverse reactions to an investigational medicinal product(s), and/or to study absorption, distribution, metabolism, and excretion of an investigational product(s) with the object of ascertaining its safety and/or efficacy. This includes clinical trials done in either one site or multiple sites, whether in one Member State or more than one Member State, but excludes non-interventional trials.

Independent Ethics Committee: An independent body constituted of healthcare professionals and non-medical members, whose responsibility it is to ensure the protection of the rights, safety and well-being of human subjects involved in a trial and to provide public assurance of that protection, by, among other things, expressing an opinion on the trial protocol, the suitability of the investigator(s), facilities, and the methods and material to be used in obtaining and documenting informed consent of the trial subjects.

Inspection: The act by a competent authority of conducting an official review of documents, facilities, records, arrangements for quality assurance, and any other resources that are deemed by the competent authority to be related to the clinical trial and that may be located at the site of the trial, at the sponsor's and/or contract research organisation's facilities, or at other establishments deemed appropriate by the competent authority.

Investigational medicinal product: A pharmaceutical form of an active substance or placebo being tested or used as a reference in a clinical trial, including a product with a marketing authorisation when used or assembled (formulated or packaged) in a way different from the authorised form, or when used for an unauthorised indication, or when used to gain further information about an authorised use.

Investigator: A person responsible for the conduct of the clinical trial at a trial site. If a trial is conducted by a team of individuals at a trial site, the investigator is the responsible leader of the team and may be called the principal investigator.

Investigator's Brochure: A compilation of the clinical and non clinical data on the investigational medicinal product(s) which is relevant to the study of the investigational medicinal product(s) in human subjects.

Multi centre Trial: A clinical trial conducted according to a single protocol but at more than one site, and therefore, carried out by more than one investigator. Trial sites may be located in a single Member State, in a number of Member States and/or in Member States and third countries.

Non-interventional trial: A clinical trial where the selection of subjects or the attribution of medicinal products or the examinations carried out or medical and biological follow-up of subjects falls within current medical practice.

Protocol: A document that describes the objective(s), design, methodology, statistical considerations, and organisation of a trial. The term protocol refers to protocol, successive versions of the protocol and protocol amendments.

Serious Adverse Event or Serious Adverse Reaction: Any untoward medical occurrence that at any dose results in death, is life-threatening, requires (non-elective) inpatient hospitalisation or prolongation of existing hospitalisation, results in persistent or significant disability/incapacity, or is a congenital anomaly/birth defect.

Sponsor: An individual, company, institution, or organisation which takes responsibility for the initiation, management, and/or financing of a clinical trial.

Subject: An individual who participates in a clinical trial, either as a recipient of the investigational medicinal product or as a control.

Unexpected Adverse Reaction: A reaction not mentioned in the investigator's brochure or the summary of product characteristics, if any.

Chapter II
Protection of trial subjects
Article 3

1. A clinical trial may only be undertaken if the risks to the subject are not disproportionate to the potential benefits of the medical research.

2. The right of the subject to physical and mental integrity shall be respected, as well as the right to privacy.

3. In advance of participation in a clinical trial, the subject shall be informed of the aim of the research, the methods to be used, forseeable risks and the expected benefits, the opinion of the ethics committee, the duration of the trial and the policy and procedure for coverage of costs of treatment of subjects in the event of trial-related injuries.

4. After having been informed of all aspects of the trial that are relevant to the decision to participate, the voluntarily confirmation of the subject's willingness to participate in a trial shall be obtained. This informed consent shall be obtained for each participant in a clinical trial or where not otherwise possible, from the legal guardian and shall be documented by means of a written, signed and data informed consent form.

5. A subject may cease participation in a trial or may withdraw their consent at any time.

6. The trial subject shall be provided with a contact point, independent of the investigator team, where further information may be obtained.

7. The medical care given to, and medical decisions made on behalf of, subjects shall be the responsibility of an appropriately qualified healthcare practitioner or when appropriate, of a qualified dentist.

Ethics Committee opinion
Article 4

1. The function and responsibility of an ethics committee is to safeguard the rights, safety and well-being of all trial subjects.

In preparing its opinion, the ethics committee shall consider, at least, the relevance of the trial and the trial design, the protocol, the suitability of the investigator, supporting staff, and available facilities; the adequacy and completeness of the written information to be given to the subjects, their relatives, guardians and, if necessary, legal representatives and by which consent is to be obtained; provision for compensation/treatment in the case of injury or death of a subject if attributable to a clinical trial, and any insurance or indemnity to cover the liability of the investigator and sponsor; the extent to which investigators and subjects may be rewarded or compensated for participation in the trial.

2. The opinion of an ethics committee shall be delivered before a clinical trial commences.

3. In order to apply for an opinion of an ethics committee, an application with documentation shall be submitted. The written opinion of the ethics committee shall be given to the applicant, in writing, within 30 days of receipt of a valid application.

4. Within that period, the ethics committee may send a single request for information supplementary to that already supplied. In this case the period shall be extended by a further 30 days.

Article 5

1. Member States shall establish a procedure by which one ethics committee opinion is achieved for that Member State. For multicentre clinical trials conducted in more than one Member States, this procedure shall provide for one opinion valid for that Member State.

2. Member States may, in addition, provide for an opinion of the ethics committee for each site on the facilities and capabilities of that site in relation to the proposed clinical trial. Within 15 days of receipt of the opinion provided for in paragraph 1, the opinion of the ethics committee for the site shall either accept or reject the conduct of the trial in that site.

Article 6

The Commission, in consultation with the Member States and interested parties, shall draw up detailed guidance on the application format and documentation to be submitted for an application for an ethical committee opinion, and on the appropriate safeguards for the protection of personal data, and in particular regarding the information that is given to trial subjects.

Chapter III
Commencement of a clinical trial
Article 7

1. Before commencing a clinical trial, an application shall be submitted by the sponsor to the competent authority of the Member state where the trial will take place.

2. Member States may authorise sponsors to commence certain clinical trials once the ethics committee has issued a favourable opinion.

3. In the case of clinical trials not covered by the provisions of paragraph 2, Member States shall authorise a sponsor to commence certain clinical trials at the end of a period of 30 days after receipt of a valid application unless the competent authority has notified objective grounds for non-acceptance within this time period. The competent authority may confirm acceptance in writing.

Within 30 days of receipt of the said grounds for non-acceptance, the sponsor may amend on one occasion only the application in order to take due account of the grounds set out in the notification. If the sponsor does not amend the applications as provided for, the application is deemed to have been rejected.

4. Amendments to the protocol shall be notified to the competent authority. These amendments shall be deemed to be accepted unless the competent authority notifies grounds for objection within 30 days.

In cases where the competent authority raises grounds for objections, the procedure in paragraph 3 shall be followed.

5. Notwithstanding paragraph 4, provisional urgent safety measures may be taken in order to eliminate an immediate hazard to trial subjects.

6. Within 90 days of the end of a clinical trial the sponsor shall notify the competent authority that the clinical trial is ended. This period shall be reduced to 15 days in the of interrupted trials.

7. The Commission shall, in consultation with the Member States, draw up detailed guidance on the format and contents for applications as well as the documentation to be submitted in relation to the quality and manufacture of the investigational medicinal product, any toxicological and pharmacological tests, protocol and clinical information on the investigational medicinal product including the investigator's brochure, in addition to the content of the notification of the end of the clinical trial.

Article 8

In the case of an investigational medicinal product containing or consisting of genetically modified organisms within the meaning of Article 2(1) and (2) of Directive 90/220/EEC, the application shall also contain the notification and information requested in Annex II of Directive 90/220/EEC and the environmental risk assessment resulting from this information. The time limits provided for by article 7 shall also apply in these cases.

Exchange of information
Article 9

1. Extracts from the initial application, amendments as appropriate and the notification at the end of the clinical trial shall be entered by the competent authority in whose territory the trial takes place into a database accessible only by competent authorities.

The Commission, in consultation with the Member States, shall draw up detailed guidance on the relevant data to be included in this database as well as methods for the electronic communication of the data.

2. At the request of any Member State or the Commission, the competent authority to whom the trial was notified shall supply all appropriate information concerning that clinical trial.

Article 10

1. Where the conditions of the application cease to be met or in the event that new information that causes safety or scientific concerns becomes available, the competent authority may suspend or prohibit the trial. It shall forthwith inform the other Member States and the Commission thereof.

The Member State shall inform the other Member States and the Commission of the decisions taken and the reasons for those decisions.

2. Where the competent authorities of concerned Member States are of the opinion that the sponsor or the investigator is no longer fulfilling the obligations laid down, they shall forthwith inform the other Member States and the Commission, stating their reasons in detail and indicating the course of action proposed.

The Member State shall forthwith inform the Commission of the institution of any infringement proceedings.

Chapter IV
Manufacture, import and labelling
of investigational medicinal products
Article 11

1. Member States shall take all appropriate measures to ensure that the manufacture and import of investigational medicinal products is subject to the authorisation referred to in article 16 of Directive 75/319/EEC.

2. Chapters IV and V of Directive 75/319/EEC shall apply to investigational medicinal products.

3. A person engaging in the activities of the person referred to in Article 21 of Directive 75/319/EEC in a Member State at the time when this Directive is brought into force in that State but without complying with the provisions of Article 23 and 24 of Directive 75/319/EEC shall be eligible to continue to engage in those activities for the purpose of manufacture of investigational medicinal products in the State concerned.

Article 12

1. For investigational medicinal products, the particulars to appear in, at least, the national language(s) on the outer packaging of investigational medicinal products or where there is no outer packaging, on the immediate packaging shall be published by the Commission in the Good Manufacturing Practice guideline on investigational medicinal products.

Chapter V
Compliance
Article 13

1. Compliance with the provisions of Good Clinical Practice shall be verified on behalf of the Community by inspection at relevant sites, including the trial site, any laboratory used in the trial and/or at the sponsor, by inspectors appointed by Member States.

2. Following inspection, an inspection report shall be prepared which shall be made available, upon request, to the competent authority of another Member State.

3. Where there are differences between Member States as to whether the provisions of this Directive have been complied with, the Commission may request a new inspection. The co-ordination of such inspections shall be undertaken by the European Agency for the Evaluation of Medicinal Products.

4. Subject to any arrangements which may have been concluded between the Community and third countries, the Commission may, upon receipt of a reasoned request from a Member State or on its own initiative, require that the site of investigation, and/or at the sponsor and/or the manufacturer established in a third country submit to an inspection. The inspection shall be undertaken by appropriately qualified inspectors from the Community.

5. The Commission, in consultation with the Member States, the Agency and interested parties, shall draw up detailed guidance on the documentation, archiving, appropriate qualification of inspectors and inspection procedures for the demonstration of compliance with this Directive.

Chapter VI
Clinical safety reporting
Article 14

1. The investigator shall report all serious adverse events immediately to the sponsor except for those serious adverse events that the protocol or investigator's brochure identifies as not requiring immediate reporting. The immediate report shall be followed by detailed, written reports. The immediate and follow-up reports shall identify subjects by unique code numbers assigned to the trial subjects.

2. Adverse events and/or laboratory abnormalities identified in the protocol as critical to safety evaluations shall be reported to the ethics committee and the sponsor according to the reporting requirements and within the time periods specified in the protocol.

3. For reported deaths, the investigator shall supply the sponsor and the ethics committee with any additional requested information.

4. The sponsor shall ensure that all relevant information about fatal or life-threatening unexpected adverse reactions are recorded and reported as soon as possible to the competent authority of the Member State in whose territory the reaction occurred, but in any case no later than 7 days after first knowledge by the sponsor that a case qualifies. All other serious adverse reactions that are not fatal or life-threatening shall be reported as soon as possible but no later than 15 days. The sponsor shall also inform all investigators.

5. In addition, the sponsor shall maintain detailed records of all suspected adverse events which are reported to him by the investigator(s). These records shall be submitted to the competent authorities.

6. At least every twelve months during the clinical trial, the sponsor shall provide the competent authorities in whose territory the clinical trial is being conducted with a line listing of all suspected serious adverse reactions which occurred in the whole study and a summary overview of the subjects' safety in the trial.

7. Each Member State shall ensure that all suspected serious unexpected adverse reactions occurring within their territory to an investigational medicinal product which are brought to their attention are recorded and reported immediately to the European Agency for the Evaluation of Medicinal Products, and in no case later than 15 days following the receipt of the information.

The European Agency for the Evaluation of Medicinal Products shall inform the competent authorities of the Member States.

8. The Commission in consultation with the Agency, Member States, and interested parties, shall draw up guidance on the collection, verification and presentation of adverse event/reaction reports.

Chapter VII
General provisions
Article 15

Neither the acceptance of commencement of a clinical trial nor informed consent shall diminish the general civil and criminal liability in the Member States of the sponsor or, where applicable, of the investigator.

Unless Member States have established precise conditions for exceptional circumstances, medicinal products used in clinical trials shall not be sold.

Article 16

Any amendment which may be necessary to update the provisions of this Directive to take account of scientific and technical progress shall be adopted in accordance with the provisions of article 2c of Directive 75/318/EEC.

Article 17

Member States shall take all appropriate measures to comply with this Directive before 1 January XX. They shall forthwith inform the Commission thereof.

When Member States adopt these provisions, they shall contain a reference to this Directive or shall be accompanied by such reference at the time of their official publication. The methods of making such a reference shall be laid down by Member States.

Member States shall communicate to the Commission the text of the provisions of national law which they adopt in the field governed by this Directive.

Article 18

This Directive is addressed to the Member States.

Done at XXXX,

For the European Parliament	For the Council
The President	The President